rmacie

—

1877

—

MANUEL

DES

SŒURS DE PHARMACIE

MANUEL

DES

SŒURS DE PHARMACIE

EXPOSÉ

MÉDICAL, PHARMACEUTIQUE

ET VOCABULAIRE.

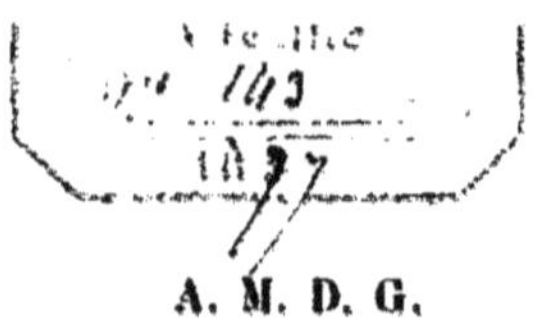

> Heureux celui qui a l'intelligence des
> besoins du pauvre et de l'affligé ; s'il
> tombe lui-même dans l'affliction, le Sei-
> gneur viendra à son secours. (Ps. 40.)

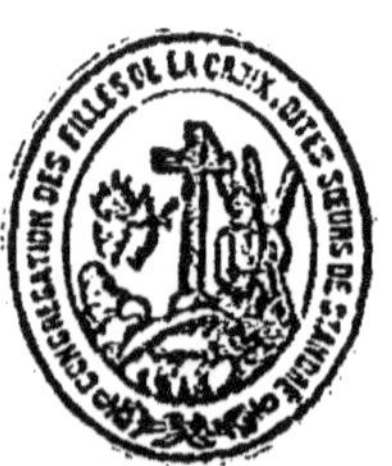

POITIERS

TYPOGRAPHIE DE H. OUDIN FRÈRES,

4, RUE DE L'ÉPERON, 4.

1877

MANUEL
DES SŒURS DE PHARMACIE

EXPOSÉ
MÉDICAL, PHARMACEUTIQUE ET VOCABULAIRE

PREMIÈRE PARTIE.

EXPOSÉ MÉDICAL, OU TRAITÉ DE DIVERSES MALADIES, DE LEURS REMÈDES TIRÉS DES MEILLEURS AUTEURS, ET DONT L'EXPÉRIENCE A PROUVÉ L'EFFICACITÉ.

Abcès.

Il y a deux sortes d'abcès : 1o les abcès chauds, qui sont ceux dont l'inflammation est vive et aiguë ; 2o les abcès froids, qui sont ceux qui ne présentent pas d'inflammation à la surface de la peau.

Traitement des abcès chauds. — Le traitement des abcès chauds se réduit à trois indications :

1° Chercher à faire avorter, soit par l'application des sangsues, ou par des compresses d'alcool camphré, ou d'eau sédative constamment renouvelées, et par des cataplasmes faits avec de la mie de pain, du lait et des fleurs de sureau que l'on fait bouillir ensemble pendant une demi-heure.

Les limaçons vivants détachés de leur coquille, hachés crus, réduits en cataplasme, appliqué froid sur le mal, font avorter ou mûrir promptement les abcès ou autres maux.

L'onguent suivant est aussi très-efficace :

> Prenez une cuillerée de cendre de javelle,
> Une cuillerée de farine de seigle,
> Une cuillerée d'axonge (graisse douce).

Jaune d'œuf quantité suffisante pour réduire le tout en consistance de pommade que l'on étend sur du chanvre, et on l'applique matin et soir sur toute la partie malade, même sur toute la partie enflammée.

Si on ne peut le faire avorter, il faut :

1° Hâter la maturité par des cataplasmes maturatifs faits avec du lait, de la mie de pain et du savon blanc râpé ou de l'oseille frite dans de la graisse douce ou du beurre sans sel.

Ou bien faites cuire un oignon de lys sous la cendre, pétrissez-le avec de l'huile d'olive ou de la graisse douce et appliquez-le sur le mal, matin et soir : il ne tardera pas à percer. Les crottes de mouton ou de brebis : une poignée cuite dans du lait et appliquées sur le mal sous forme de cataplasmes le font percer promptement.

2° Ouvrir le foyer purulent par l'incision, la ponction ou la cautérisation.

3° Favoriser l'écoulement du pus par la pression ou l'aspiration, par des onguents ; ceux qu'on peut employer sont : l'onguent divin, l'onguent digestif, l'onguent rouge, le baume de Geneviève, la pommade camphrée.

Les cataplasmes faits avec du vin et de la farine de lin, préparés de la manière suivante sont aussi très-efficaces :

Prenez de la farine de lin quantité suffisante pour faire votre cataplasme, délayez-la et battez-la avec du vin de manière à ce qu'elle soit en consistance de cataplasme que vous appliquerez sur le mal entre deux mousselines.

Nota. — Ce cataplasme ne doit point se faire cuire, mais on le met à froid sur le mal ; il est bon, pour qu'il soit bien lié, de le préparer cinq ou six heures à l'avance ou même la veille. Si, au moment de le mettre, il se trouve trop épais, on y ajoute du vin pour l'éclaircir.

Traitement des abcès froids. — Les engorgements des glandes se traitent par les fondants, quand ils sont froids : c'est-à-dire, sans douleur, sans chaleur, en un mot, sans aucun signe d'inflammation ; on se trouve bien, dans ce cas, de la pommade à l'iodure de potassium, la pommade iodurée en frictions deux fois par jour ; on l'étend de la grosseur d'une noisette sur la tumeur : on peut aussi employer l'onguent des 4 fondants, l'emplâtre de vigo cum-mercurio, l'emplâtre de ciguë, l'onguent styrax ; la pommade suivante est aussi très-efficace en frictions, matin et soir.

Prenez : Iodure de potassium 2 gram.
    Iodure de plomb   2 id.
    Axonge   30 id.

Triturez d'abord l'iodure de potassium avec l'iodure de plomb, puis ajoutez peu à peu l'axonge.

Autre pour dissoudre les tumeurs rebelles.

Prenez : Axonge 30 gram.
Iodure de potassium 2 id.
Iodure de plomb 2 id.
Chlorhydrate d'ammoniaque 2 id.

F. S. A. une pommade et frictionnez la tumeur matin et soir.

Il est bon, pour les personnes atteintes d'abcès froids, de leur faire suivre le régime prescrit pour les scrofules et le suivant :

1° Pour boisson ordinaire, alterner de huit en huit jours, infusion de fleurs houblon ou de feuilles de noyer, de douce-amère. On peut mettre de cette tisane dans du vin à tous les repas, excepté au déjeuner.

2° Tous les matins, avant le déjeuner, prendre une tasse de cette tisane mêlée avec une cuillerée de sirop antiscorbutique.

3° Après le repas, on doit prendre du vin de quinquina ferrugineux.

4° On peut cesser ce traitement au bout d'un mois pour reposer l'estomac. Si l'on peut supporter l'huile de foie de morue, on peut en prendre pendant ce repos qui peut durer une quinzaine de jours, et recommencer ensuite le traitement. Si l'on ne pouvait supporter l'huile de foie de morue, on pourrait prendre à la place de la solution d'iodure de potassium et du vin de quinquina, ou antiscorbutique.

5° Le traitement doit durer jusqu'à ce que les grosseurs aient complétement disparu : un an, dix-huit mois,
deux ans sans discontinuer. C'est la persévérance qui
guérit.

Aigreurs d'estomac,

On combat cette disposition fâcheuse par l'usage des
alcalins qui neutralisent l'excès d'acide.

Les préparations les plus employées en cette circonstance sont les suivantes :.

1° *Magnésie calcinée*. — On prend une demi-cuillerée à
café de cette poudre délayée dans un peu d'eau sucrée
ou simple, avant ou après le repas, ou au moment où
l'on sent les aigreurs.

2° *Pastilles de Vichy*. — On en prend deux ou trois,
jusqu'à 6, à la fin du repas. Si les aliments pèsent sur
l'estomac, on les prend de préférence aromatisées à la
menthe.

3° *Eau de Vichy*. — De préférence, source des Céles-
tins. On peut la prendre pendant ou après le repas, pure
ou mêlée avec du vin. — Si l'on n'a pas d'eau de Vichy,
on peut la remplacer aisément par l'eau gazeuse de notre
formulaire.

4° *Eau de chaux*. — Cette eau se prend à la dose
d'une, deux, trois et même quatre cuillerées à bouche,
dans un verre, soit de lait, soit d'eau sucrée.

L'eau de chaux avec du lait convient particulièrement
pour être prise le matin à jeun.

Quand on veut prévenir les aigreurs qui viennent
pendant la digestion, on la prend immédiatement après

le repas dans un peu d'eau sucrée ; on peut aussi la prendre au moment des aigreurs.

Angine. — Esquinancie.

Ce mot vient du mot latin *angere* (suffoquer).

On distingue ordinairement trois sortes d'angines, ou maux de gorge :

1° Angine simple ou esquinancie,

2° La laryngite,

3° L'angine couenneuse.

Traitement. — Dès le début, s'il y a fièvre : diète, repos. Si la langue est chargée et que l'estomac annonce un embarras gastrique, on donne un vomitif.

2° Tisanes douces émollientes, telles que infusion de mauve ou de guimauve, gargarismes émollients ou calmants.

3° Si le mal de gorge se prolonge au-delà d'une semaine, aux gargarismes émollients on substitue les gargarismes astringents : tels que de l'eau miellée additionnée de sirop de mûres, dans lequel on ajoute de 3 à 6 grammes d'alun calciné pour 150 ou 200 gr. d'eau.

On peut aussi préparer un gargarisme astringent avec une décoction de feuilles de ronces, sucrée avec du miel ou du sirop de mûres.

Le sirop de verjus est aussi très-bon pour l'angine ou esquinancie : — deux cuillerées à bouche, dans 125 gr. de tisane d'orge, ou simplement de l'eau ;

4° Sinapismes aux jambes ou bain de pieds sinapisés ; compresses d'eau sédative autour du cou ;

5° Lavements émollients.

Angine Couenneuse.

1° Au début, même traitement que l'angine simple.

2 Gargarismes fortement alunés.

Le meilleur et le plus efficace de tous est le suivant :

Chlorate de potasse, 12 gr. pour les grandes personnes et 8 pour les enfants :

Eau commune.	150 gram.
Eau de fleurs d'oranger. .	10 »
Sucre ou sirop simple. .	40 »

Il faut que l'eau soit bouillante pour dissoudre le chlorate.

On en prend une cuillerée toutes les heures, et une demi-heure après on se gargarise avec la même potion.

3° Boisson acidulée au citron ou au vinaigre.

4° Il est aussi utile de tenir constamment des compresses d'eau sédative autour du cou, et de tenir le ventre libre par des lavements émollients ou purgatifs.

Si les gargarismes au chlorate de potasse ne suffisent pas pour faire disparaître les peaux blanches qui s'attachent à la langue et à la gorge,

Il faut alors avoir recours à la poudre de tannin que l'on insuffle dans la gorge deux fois par jour au moyen d'un tuyau de plume ou d'un papier fort, roulé en tuyau.

Un autre moyen bien efficace pour combattre l'angine couenneuse, c'est de brûler la gorge avec le perchlorure de fer, une fois par jour ou de deux jours l'un suivant l'intensité du mal.

Nota. Après l'insufflation du tannin et après avoir

brûlé avec le perchlorure de fer, il est bon de faire rincer la bouche 2 ou 3 minutes après avec un peu d'eau fraîche.

Anthrax, clou ou furoncles, maux de doigts.

Même traitement que pour les abcès chauds.

Asthmes.

1° Éviter tout travail pénible, toute course rapide.

2° Se conserver toujours les pieds chauds et à l'abri de l'humidité.

3° S'abstenir de vin, de toute liqueur et de café.

4° Faire usage de gilets de flanelle.

5° Pour boisson, tisane chaude d'hysope ou de lierre terrestre, sucrée avec du sirop. Antiasthmatique.

6° Au moment des accès, donner de l'air au malade.

7° Faire prendre par cuillerée de l'eau sucrée additionnée de quelques gouttes d'éther ou d'eau de fleurs d'oranger.

8° Sinapismes aux bras et aux jambes.

9° Tenir le ventre libre par des lavements purgatifs et des boissons laxatives.

Aphthes.

On appelle aphthes de petites ulcérations très-douloureuses de la bouche et de la langue.

Chez les enfants on les nomme aphthes bénins ou muguet. Il est souvent causé par des affections de l'estomac ou des intestins. Une mauvaise nourriture, une habitation malsaine, des usages de malpropreté semblent y prédisposer.

Traitement. — 1o Humecter souvent la bouche avec du lait ou tout autre liquide émollient.

2° Toucher souvent les aphthes avec un petit pinceau chargé de miel rosat simple ou additionné d'un peu de vinaigre ou mélangé d'un tiers de poudre d'alun.

3° Toucher avec la pierre infernale ou avec le sulfate de cuivre, et laver ensuite la bouche avec de l'eau fraîche, boire de la tisane rafraîchissante.

4° Se gargariser souvent avec le liquide suivant :

Mettez une grande cuillerée de sirop de verjus dans un demi-verre d'eau commune ; ou bien :

    Prenez : Orge mondé, une cuillerée,
          Feuilles de ronce, N° 12 ou 15.
          Alun calciné ou de roche,   8 gram.
          Eau commune,   500   id.

Faites bouillir le tout un quart d'heure ; passez et donnez pour gargarisme.

Apoplexie.

Cette affection est caractérisée par la perte plus ou moins complète du sentiment et du mouvement, pendant que la respiration et la circulation continuent à s'exercer; c'est un des signes auxquels on le distingue de la syncope (évanouissement).

Voici comment on distingue une attaque d'apoplexie d'un évanouissement :

Dans une attaque de syncope le visage du malade est

toujours d'une pâleur caractéristique. Dans la plupart des apoplexies le visage est rouge et tuméfié ; dans la syncope les traits restent toujours réguliers ; dans l'apoplexie au contraire, il se passe sur le visage des crispations, des grimaces, des désordres, souvent l'un des côtés du visage se trouve affaissé, l'un des yeux est retourné, l'un des coins de la bouche est baissé outre mesure.

Dans l'évanouissement, la respiration et la circulation se trouvent complétement suspendues, aucune des artères ne fait sentir ses battements ordinaires, le pouls se tait sous le doigt qui l'interroge ; mettez l'oreille sur la région du cœur, vous ne constaterez que le plus désolant silence.

Dans l'apoplexie, au contraire, la circulation et la respiration continuent ; écoutez le cœur, il bat avec violence ; regardez les grosses artères qui se trouvent de chaque côté du cou, vous n'aurez pas besoin de les interroger en les tâtant, car elles se contractent si fort qu'elles soulèvent visiblement la peau et font remuer toute la région qu'elles parcourent.

Les médecins distinguent l'apoplexie de la simple congestion cérébrale, parce que, dans la première, il n'y a pas seulement afflux d'une plus grande quantité de sang au cerveau, mais rupture des vaisseaux, et issue du liquide qui s'épanche dans le tissu cérébral, si délicat, si facile à déchirer.

Lorsqu'on a reconnu une vraie attaque d'apoplexie, il faut d'abord distinguer si elle est sanguine ou séreuse, parce que le traitement diffère essentiellement.

Si l'apoplexie est sanguine, c'est-à-dire si elle attaque une personne forte, robuste, pléthorique, ayant le visage très-coloré dans le moment même de la maladie, ce qui indique qu'il y a congestion de sang vers le cerveau, il faut déshabiller le malade, défaire soigneusement tout ce qui peut le serrer; on le mettra presque assis dans son lit, la tête très-élevée et découverte; on agitera de l'air autour de lui; on ouvrira les fenêtres; on rafraîchira et on renouvellera l'air dans l'appartement où se trouve le malade; ensuite lui ouvrir la bouche avec une cuillère et la lui remplir de gros sel.

Le sel, par son acrimonie et sa propriété de rendre le sang plus liquide, peut produire un excellent effet en faisant rejeter d'abord au malade une grande quantité de pituite crasse, épaisse et visqueuse, qui le débarrassera beaucoup; il faut ensuite, et sans perdre de temps, recourir à la saignée du pied ou de la jugulaire, ou appliquer des sangsues à l'anus ou aux parties qui avoisinent la tête, tels que le cou, les tempes et la nuque.

Ensuite, dans le but d'attirer le sang vers les extrémités inférieures, on aura recours aux mêmes moyens indiqués pour prévenir l'attaque; pour cela, on fera prendre des bains de pieds dans de l'eau médiocrement chaude, à laquelle on ajoutera quelques pellées de cendres de bois ou 60 à 90 gram. de sel gris; ce bain de pied sera pris debout, autant que possible, de manière à ce que l'eau monte au jarret; le malade y restera de 20 à 25 minutes; on échauffera l'eau progressivement; en même temps, on appliquera de l'eau froide ou du vinaigre sur la tête, ou mieux des compresses d'eau sédative, en ayant soin qu'elle ne ruisselle pas dans les yeux.

On donnera également dans la journée un ou deux lavements avec deux ou trois cuillerées de gros miel ou de sel gris.

On peut aussi donner l'émétique en lavage ou une purgation de sel de sedlitz, ou 60 gram. d'huile de ricin.

Enfin, en même temps, diète, boissons rafraîchissantes délayantes : limonade, petit lait, bouillon aux herbes.

Voilà le traitement pour l'apoplexie sanguine. Lorsqu'elle est séreuse, c'est-à-dire lorsqu'elle attaque une personne jaune, pâle et d'un tempérament lymphatique, la saignée convient moins et se pratique rarement : l'expérience atteste qu'on retire plus d'avantage de vésicatoires près de la nuque, entre les épaules et aux jambes. Si le malade frappé d'apoplexie sort de table depuis peu de temps, on le fera vomir en lui chatouillant le fond de la gorge avec une barbe ou avec le doigt. On administrera un lavement d'eau fortement salée avec du sel de cuisine ; si ce lavement est rendu trop vite, on en donnera un second.

Si le médecin doit tarder à arriver, on tâchera de faire prendre au malade une forte dose d'un purgatif quelconque ; qu'on ne craigne pas de donner une forte dose, parce que, quand le cerveau est pris, les intestins sont plus paresseux.

Il est bon aussi de faire des frictions sur l'épine du dos (colonne vertébrale) avec le liniment ammoniacal, qui se fait en mélangeant 30 grammes d'ammoniaque liquide avec 60 grammes d'huile d'olive ou de noix.

Si le malade est extrêmement nerveux, et que l'attaque aurait été produite par une impression morale, il faudrait aussi donner quelques calmants, tels que l'eau de fleu s d'oranger ou un peu d'éther dans de l'eau sucrée. Ce sont là les remèdes les plus efficaces à employer dans l'apoplexie : s'ils ne réussissent pas, c'est qu'il y a rupture des vaisseaux ou épanchement séreux sur les organes essentiels à la vie, tels que le cerveau ou le cœur, etc.

Age critique ou retour d'âge.

Cette époque varie ordinairement chez les femmes entre 45 et 50 ans, et demande des soins tout particuliers.

La cessation de la menstruation s'annonce de deux manières : tantôt les règles s'arrêtent subitement : c'est en général assez fâcheux ; tantôt elles diminuent peu à peu ; chez un certain nombre de femmes, des hémorrhagies se déclarent ; elles éprouvent ordinairement à cette époque des bouffées de chaleur avec des sueurs passagères, des éruptions cutanées ou, ce qui est plus grave, des congestions internes vers la tête, les poumons, le cœur et les autres viscères ; elles peuvent contracter des maladies nerveuses, des squirrhes ; quelques femmes délicates, au contraire, se portent mieux qu'auparavant.

Traitement. — Il n'y a rien à faire chez les femmes dont la santé n'est pas altérée à cette époque ; quant aux autres, il faut détourner les congestions qui tendraient à se former en compensant la menstruation par des émissions sanguines pratiquées à des époques plus ou moins rapprochées, selon le tempérament, l'âge, etc.

On pourra, règle générale, saigner ou mettre les sangsues trois fois la première année, deux fois la seconde, une fois la troisième. Cette époque demande en outre un régime doux, l'usage des purgatifs légers, tels que le sulfate de magnésie, la poudre de Rogé, etc.; quelques bains de temps en temps ; l'usage des antispasmodiques, tels que la tisane de valériane avec la feuille d'oranger.

Abstention de boissons alcooliques, de café, qu'on peut remplacer par celui de gland doux ; exercice soutenu.

Lorsqu'on a à craindre des obstructions, une affection squirrheuse, des congestions chroniques, on établit un cautère au bras.

Asphyxie.

Soins à donner aux différentes asphyxies. — *Voyez* la Médecine domestique, page 130.

Bronchite ou rhume de poitrine.

Les bronches sont, comme on le sait, des tubes ramifiés qui amènent l'air de la respiration dans les poumons. La bronchite est l'inflammation des bronches ; on lui donne le nom de rhume.

La bronchite est quelquefois aiguë, comme dans le rhume simple et la grippe, c'est-à-dire qu'elle parcourt ses périodes, et se termine dans l'espace de huit, dix, quinze, vingt ou trente jours. D'autres fois elle est chronique, c'est-à-dire qu'elle persiste pendant des mois, des années, présentant des alternatives d'augmentation et de diminution, et, en général, s'exaspérant pendant l'hiver. C'est à la bronchite chronique que l'on donne plus particulièrement le nom de catarrhe. C'est une maladie très-commune dans la vieillesse ; elle prend une forme nerveuse dans la coqueluche. Les rhumes de poitrine sont presque toujours le résultat d'un refroidissement qui a pour effet de rompre l'équilibre de la transpiration et, par suite, de la circulation : respirez un air froid quand vous êtes chaud ; éprouvez un froid humide et prononcé aux pieds ou à la tête ; déshabillez-vous à un courant d'air ; arrêtez-vous soudainement à l'air après une marche forcée qui aura provoqué la transpiration, et vous vous enrhumerez.

Heureux lorsque cette inflammation se borne aux bronches et ne s'étend point jusqu'aux poumons ou à la plèvre.

Les causes qui produisent les bronchites ont très-souvent pour effet de déterminer un rhume de cerveau ou coryza, qui n'est autre chose que l'inflammation de la muqueuse du nez et de l'arrière-bouche.

De cette partie l'inflammation se propage par continuité de tissu jusque sur le larynx, qui provoque l'enrouement, et, enfin, elle gagne les bronches.

Traitement. — La médication à suivre pour le traitement du *coryza* consiste :

1° Dès le début à le faire avorter, s'il est possible, en prenant un ou deux bains de pieds rendus irritants par une pellée de cendre de bois ou une poignée de sel commun, ou de la potasse, ou, enfin, avec de la farine de moutarde ;

2° A faire de fortes aspirations d'acide acétique ;

3° Placer un large sinapisme au milieu du dos.

Si par ces moyens on ne parvient pas à faire avorter le rhume de cerveau, pour hâter la guérison on emploie les remèdes suivants :

1° Se tenir les pieds chauds et ne pas s'exposer à l'air froid et humide, surtout la tête ;

2° L'eau chaude employée en reniflements dès le début de la maladie est, à elle seule, un bon moyen de guérison ;

3° Faites bouillir dans un litre d'eau du suc de réglisse gros comme une noix jusqu'à parfaite dissolution, vous aurez une tisane noire ; coupez-la avec moitié lait, et buvez souvent un peu chaud, sans sucre ni sirop ; ou infusion de fleurs pectorales : huit grammes pour un litre d'eau, à boire plusieurs fois dans la journée ; sucrez à volonté ; de préférence avec du sirop de gomme.

4° S'il y a constipation, prendre, pour la combattre, des lavements émollients. On diminuera la quantité des aliments.

Rhume de cerveau avec fièvre et douleurs locales internes.

1° Tisane de bourrache ou de sureau (fleurs) ; 2° prises par le nez d'un mélange de parties égales de poudre d'amidon, de sucre candi et de camphre ; 3° onctions sur le nez et le front plusieurs fois dans la journée, surtout le soir, avec du suif de mouton ou simplement de la chandelle ; 4° bain de pieds avec de la moutarde, matin et soir. Régime très-doux ; diète si l'on peut ; lavements et séjour au lit ou garder la chambre. Tels sont les moyens de traitement dont l'efficacité a été consacrée par l'usage.

Bronchite aiguë ou rhume de poitrine.

Traitement. — Le rhume simple ou la bronchite aiguë se traite de la manière suivante :

1° Dès le début, tâchez de provoquer une forte transpiration, soit en prenant une tasse de vin chaud sucré, le soir au moment de se coucher ou étant dans son lit, ou la potion suivante : prenez eau de vie, 3 cuillerées à bouche ; sirop de guimauve ou de capillaire, 3 cuillerées ;

infusion chaude de violettes; une grande tasse. Boire le tout en une seule fois, et reprendre cette potion deux autres soirs de suite.

La première nuit, on sent de l'agitation : c'est bon signe ; la troisième, ordinairement on est guéri. Pour les personnes faibles, on ne met que deux cuillerées d'eau-de-vie. (Il ne faut pas donner ces deux premiers remèdes aux personnes qui ont la poitrine faible.) On les remplace par une infusion de fleurs pectorales, coupée avec du lait, ou un lait de poule, du lait brûlé.

2º Garder le lit ou la chambre, ne pas s'exposer à l'air froid.

Usage de tisanes chaudes dans la journée.

3º Si le rhume persévère malgré ces moyens, et que la toux soit fréquente, faire usage de looch blanc, de pilules, d'extrait d'opium, de 2 centigrammes chacune ; trois par jour : une le matin, à midi, et le soir ; ou les suivantes :

Extrait de datura-stramonium,	2 gr. 50 cent.
Sucre pulvérisé,	5 gr.
Guimauve pulvérisée,	1 gr.
Gomme pulvérisée,	1 gr.
Valériane,	0 50 cent.
Eau,	6 gouttes.

Faites soixante-douze pilules.

4º Purgatifs doux : tels que manne, huile de ricin, lavements émollients. Si le rhume ne cédait à aucun de ces moyens, on y joindrait l'application d'un emplâtre de poix de Bourgogne entre les épaules. S'il persistait plus d'un mois, ce qui pourrait faire craindre qu'il ne dégénérât en phthisie pulmonaire, on ferait cet emplâtre émétisé ; puis on aurait recours à l'emploi de vésicatoires ou de cautères, d'abord au bras ; puis, si la toux ne s'améliore pas, on les mettrait sur la poitrine.

Usage matin et soir de la gelée de lichen et de pilules, en même temps d'extrait de belladone.

Nota. — Pour abréger la durée du rhume simple, on se trouvera bien dès le début d'appliquer sur la poitrine une ou plusieurs feuilles de papier Wlinsi ou un emplâtre révulsif de thapsia, ou simplement de suif de mouton ou de chandelle.

Bronchite chronique ou catarrhe pulmonaire.

Le catarrhe pulmonaire chronique est beaucoup plus fréquent dans la vieillesse qu'aux autres époques de la vie. Ses principaux symptômes sont une toux fréquente et grasse ; l'expectoration facile et laborieuse de crachats opaques, blancs ou verdâtres, rejetés en plus grande abondance le matin qu'aux autres moments du jour ; et, chez quelques sujets, existe un mouvement fébrile, avec dépérissement progressif.

La marche de ce catarrhe varie souvent aux changements de l'atmosphère ; il diminue ou même disparaît dans les saisons chaudes.

Le traitement est d'une haute importance, parce qu'il peut en résulter une maladie mortelle (la phthisie pulmonaire.) Les conseils d'un médecin sont ici d'une indispensable nécessité. Nous allons néanmoins indiquer quelques moyens de traitement :

1o Flanelle sur la peau, chaussures épaisses et chaudes,

habitation dans un appartement chaud et sec; éviter avec c soin les transitions de température.

2° Tisane d'hysope et de lierre terrestre, usage de lichen en gelée ou en tisane. Vin de marube.

3° Usage de révulsifs, tels que vésicatoires ou cautères, purgatifs souvent répétés.

Brûlures.

Prenez une poignée de fiente de poule ;

Beurre frais ou graisse douce, 250 gr.

Feuilles de sauge 2 ou 3 feuilles ;

Faites bouillir le tout une bonne 1/2 heure, passez dans un linge en tordant, mettez ensuite cet onguent dans un verre ou vase de faïence et conservez-le.

Usage. — On en met avec une plume sur la partie brûlée et on la laisse à découvert.

Propriété. — Il apaise à l'instant les douleurs, et guérit promptement.

Autre.

Lorsque la brûlure se borne à rougir la peau, il suffit de lotionner la partie brûlée avec du vinaigre ou de l'eau vinaigrée, ou d'y tenir constamment de l'eau fraîche.

Ce moyen est réellement héroïque, et il est d'un emploi facile; mais il faut que l'on continue sans relâche l'action de l'eau froide jusqu'à ce que la douleur soit passée, ce qui exige quelquefois plusieurs heures.

Quand la personne a la poitrine délicate ou malade, ou quand il s'agit d'une femme à son époque, le froid continu pourrait avoir des inconvénients.

Alors il faut avoir recours aux moyens suivants, qui réussissent très-bien :

Mettez sur la partie brûlée, de la pommade camphrée, matin et soir, ou passez, avec la barbe d'une plume, de l'ammoniaque liquide sur la partie brûlée environ l'espace d'une demi-heure ; il faut employer ce moyen aussitôt après la brûlure.

Autre moyen.

Maintenez sur les brûlures des compresses imbibées du liquide suivant :

Extrait de saturne,	10 gram.
Laudanum,	6 gouttes.
Eau de fontaine ou de rivière,	200 gram.

Un moyen qui réussit encore bien consiste à panser soir et matin avec le liniment suivant :

Eau de chaux,	125 gr.
Huile d'olive,	id.

On bat ce mélange et on l'étend sur la brûlure, on recouvre ensuite d'une couche de ouate et d'un linge fenestré recouvert de charpie.

Cancer.

Le squirrhe ou cancer prend des formes qui varient à l'infini, selon le siége qu'il occupe et le genre de tissu d'où il émane. On remarque assez généralement autour du foyer de son développement, un arrêt de la circulation superficielle qui se dessine sous la peau par un zig-zag de veines bleues.

Traitement. — Dès que l'on voit qu'un tissu s'engorge, se tuméfie, durcit, se bosselle, on doit aussitôt y appliquer des cataplasmes salins, faits de la manière suivante : Prenez un cataplasme émollient ordinaire, ajoutez-y 60 grammes de sel gris de cuisine, et quand vous le retirerez du feu, mettez-y 10 gr. d'alcool camphré, et arrosez ensuite avec de l'eau sédative. Si le tissu se ramollit, on continue, car c'est un signe de guérison prochaine. Si au contraire, en dépit de ce traitement, la glande durcit, ou continue à durcir, on doit au plus tôt y faire plonger le bistouri par un chirurgien, et introduire dans la plaie une quantité suffisante de caustique de Vienne pour désorganiser ce tissu jusque dans sa racine.

Toutes les personnes sujettes ou affectées de tumeurs squirrheuses d'engorgements ou d'obstructions doivent se soumettre à un régime qui consiste à une diète un peu sévère : privation absolue de toute liqueur spiritueuse, de viandes salées ou trop fortement épicées. Le malade se contentera de viandes blanches, de petit lait clarifié, de tisane de patience ou de celle citée plus bas ; se livrera à beaucoup d'exercice en voiture, promenade à pied au grand air ; s'entretiendra dans la gaieté, évitera toute vive émotion soit, de joie, soit de tristesse, et enfin se revêtira de gilets de flanelle.

Le traitement des engorgements sera d'abord celui de toutes les causes présumées ou visibles. Ainsi y a-t-il vice dartreux scrofuleux, etc., on commencera par un traitement approprié à ces affections. La maladie est-elle sanguine, la personne est-elle forte, vigoureuse, on fera une ou deux saignées au bas ; est-elle lymphatique ou bilieuse, on s'abstiendra de la saigner, on aura recours aux purgatifs et au régime substantiel.

Faire usage de la tisane de garance ou de saponaire dans laquelle on fait dissoudre un gramme d'iodure de potassium, chaque jour. Si une première cautérisation ne suffit pas, on recommence avec le bistouri et le caustique, jusqu'à ce que les bourgeons cancéreux ne reparaissent plus.

Autre recette pour les cancers.

Dès qu'un tissu s'engorge et donne à craindre par les signes indiqués au premier traitement une affection cancéreuse, il est très-avantageux de se frictionner plusieurs fois par jour avec de la pommade camphrée ou avec le liniment suivant :

Prenez : eau-de-vie camphrée   ,90 gram.
Essence de térébenthine,   30   id.

Mêlez et agitez fortement la bouteille avant de vous en servir ; puis tenez constamment sur le mal des compresses imbibées avec un liniment composé de partie égale d'eau-de-vie camphrée et d'eau sédative, en observant toujours un régime approprié.

Quand, malgré tous les moyens employés ci-dessus, le cancer a suivi sa marche, et enfin a fini par s'ouvrir et est entré en suppuration, on le panse tout simplement avec du cérat Galien. Si les douleurs sont très-vives, on emploie le cérat calmant, on le lave avec une décoction de pavot ou de morelle de houblon, etc.

Carreau.

Le carreau est une maladie fréquente chez les enfants; rare chez les adultes.

Chez les premiers, elle est presque toujours le produit d'un vice scrofuleux, dartreux ou de la succion d'un mauvais lait; chez les adultes, elle est souvent le résultat d'une inflammation du bas ventre.

Les personnes atteintes du carreau, et surtout les enfants, ont le ventre volumineux, dur, les membres très-maigres, la peau terne et flétrie, la figure un peu bouffie et ridée, les traits souffrants. — Dans le deuxième degré de cette maladie, la dureté et le volume du ventre sont plus considérables. Souvent alors on distingue au travers des parois abdominales et des intestins, des tumeurs arrondies ou bosselées, résistantes; l'appétit cesse entièrement ou devient vorace; le dévoiement est continuel. Enfin quand la maladie est parvenue au dernier degré, souvent les jambes s'infiltrent, et le malade succombe à la fièvre hectique.

Traitement. — Le traitement du carreau est à peu près le même que celui des scrofules, c'est-à-dire qu'on soumet les jeunes malades à l'usage de l'huile de foie de morue, à la dose d'une cuillerée à café, soir et matin, pour les enfants au-dessous de six ans, et d'une cuillerée à bouche après neuf ans; l'on ajoute à ce moyen l'usage du café noir à la dose de deux à quatre petites tasses par jour, suivant l'âge. Dans le cas où il y aurait une hydropisie symptomatique, ce qui se reconnaît à l'enflure

des pieds, surtout le soir, on ferait user au malade de tisanes diurétiques dont voici la formule :

Prenez : feuilles fraîches de cerfeuil une poignée.

Racine de persil incisée, 5 grammes.

Feuilles vertes de céleri, une poignée.

Graine de genièvre, 5 grammes.

Mettez le tout (après l'avoir divisé convenablement)
bouillir dans un litre d'eau, pendant un quart d'heure ;
laissez refroidir, passez avec expression, et ajoutez sel de
nitre, un gramme; sucrez.

A prendre trois ou quatre tasses dans la journée.

Autre traitement. — Si avec le carreau il n'y a pas
complication d'autre maladie, employez le remède suivant :

Prenez : sulfate de quinine.	10 centig.
Gomme arabique pulvorisée.	5 gram.
Sirop de rhubarbe.	30 id.
Bon vin vieux.	30 id.

F. S. A. une potion que vous diviserez en huit doses
égales. On en donne une dose tous les jours à l'enfant
étant à jeun. Ce traitement doit durer trois semaines ou
un mois. Cette dose est pour un enfant d'un an.

Cataracte.

Le mot *cataracte*, qui tire son étymologie du grec, veut
dire privation de la vue. Cette maladie consiste dans
l'opacité du cristallin ou de sa membrane, opacité qui
s'oppose au passage des rayons lumineux et empêche la
vision. Les causes déterminantes sont : une congestion
de sang dans les nombreux petits vaisseaux qui parcou-

rent la capsule qui enveloppe le cristallin; une inflammation chronique, un vice scrofuleux, rachitique, dartreux
ou rhumatismal; ou bien encore la suppression d'écoulements habituels.

Cette maladie se produit graduellement, le plus souvent
lentement.

Dans le début, les malades voient les objets comme à
travers une gaze légère ou un brouillard qui va en aug-
mentant d'intensité; ils aperçoivent des corpuscules
(atomes) légers, des flocons noirâtres qui leur semblent
suspendus dans l'air; la vue s'affaiblit graduellement, au
point de ne pouvoir plus reconnaître les objets et de devenir complétement aveugles.

La cataracte ne paraît curable que par l'opération chirurgicale confiée à un homme de l'art expérimenté. Mais,
dès le début, il est possible d'en retarder plus ou moins
les progrès; pour cela on devra employer des médicaments qui, en même temps qu'ils seront d'une efficacité
certaine pour détruire les vices constitutionnels, la dégé-
nérescence des humeurs, les effets d'une affection dartreuse,
rachitique ou scrofuleuse, neutraliseront l'action de ces
causes sur les organes de la vue : vésicatoires entre les
deux épaules; moxa ou cautère à la nuque, usage fréquent de purgatifs drastiques, tels que la tisane royale,
médecine noire, et les pilules suivantes :

Aloès des Barbades.	5	grammes.
Gomme-gutte.	5	»
Rob de sureau.	3	»
Essence d'anis.	2	gouttes.

Pour 48 pilules.

On en prend ordinairement de deux à quatre, le soir en se couchant, et l'on boit par-dessus une tasse d'infusion légère et chaude de thé.

Charbon.

Le charbon ou pustule maligne paraît d'abord par un petit bouton qui démange beaucoup ; il se forme une tumeur dure, limitée, petite, peu saillante, rouge à sa circonférence, livide, ardoisée ou noirâtre au milieu, et recouverte de vésicules contenant une sérosité brunâtre : la gangrène se développe, et les accidents graves se manifestent, si l'on n'y apporte un prompt secours.

Donc, on reconnaît le charbon à un petit bouton noir ou rouge, et pour s'en assurer, on coupe tout autour ; si la lancette est arrêtée par de petits fils, c'est un indice que c'en est un : ces fils sont des racines ; le mal au cœur le fait assez connaître.

Traitement. — La première chose à faire lorsqu'on a constaté la réalité du charbon ou de la pustule maligne, c'est de l'inciser, afin de l'ouvrir, puis de le brûler ou le cautériser soit avec le fer chauffé à blanc ou avec la poudre de Vienne, ou l'acide nitrique ou sulfurique pur, ou même avec la pierre infernale, puis panser la plaie soit avec l'onguent divin ou l'onguent de la mère, ou la pommade camphrée, ou simplement du sparadrap, et ensuite faire boire un demi-verre d'eau, dans lequel on met 3 ou 4 gouttes d'ammoniaque liquide ou alcali volatil. On prend aussi un jaune d'œuf ; on ôte le germe ; on met une poignée de sel, et on le mêle bien ensemble ; on en met sur le mal, soir et matin, pendant à peu près deux jours, et, une fois le jour, on coupe, comme la première fois, autour du bouton, et on y met une goutte d'alcali ; aussitôt qu'on s'aperçoit que le bouton diminue au lieu d'augmenter, on cesse ce traitement ; on y met à sa place l'onguent de la mère, qui ne fait pas tant souffrir, ou de l'onguent rouge.

Traitement intérieur.— Quelle que soit la douleur, toute espèce de saignée serait nuisible ; mais un vomitif convient si la langue est recouverte d'un enduit blanc ou jaune.

On doit combattre les symptômes généraux par les toniques, tels que la décoction de quinquina, l'eau vineuse, la limonade à l'acide sulfurique ; on peut aussi se servir avantageusement de la potion suivante : eau de menthe, 60 grammes ; eau de mélisse, 60 grammes ; acétate d'ammoniaque, 8 grammes ; extrait de quinquina, 2 grammes ; sirop d'écorce d'orange, 60 grammes : une cuillerée à bouche d'heure en heure.

Nota. — Dans cette maladie, il faut agir promptement dès le début, car les progrès sont rapides, et si la pustule n'est pas arrêtée avant l'établissement de la deuxième période, c'est-à-dire tant que le mal reste limité, les symptômes ne tardent pas à prendre un caractère effrayant, et la mort arrive souvent sans agonie.

Autre remède pour le charbon.

Une poignée de sel ordinaire bien écrasé, autant de suie de cheminée passée et cinq germes d'œufs, un peu de pelure de branches de cassis, eau-de-vie pour faire l'onguent ; on le met sur le mal sans le percer, sur une feuille de cassis ou sur de la toile neuve, on le change trois fois le jour sans le percer, et on met du remède jusqu'à guérison ; lorsqu'on a mal au cœur, on fait boire un demi-verre de vin rouge sucré, dans lequel on met trois pincées de poudre de grand houx ; on en boit plusieurs fois, s'il le faut ; cette poudre sert aussi pour la piqûre d'aspic, et on met des mouches au bas de la piqûre. Il faut que ce houx soit ramassé au mois de mai et brûlé au même temps ; il ne faut que la cendre de la feuille.

Choléra.

Traitement des prodromes ou signes précurseurs. — Dès que l'on sent la première atteinte du mal, diarrhée, vomissements, crampes d'estomac, il faut faire prendre au malade un petit verre de la liqueur composée comme il suit :

Alcool à 36 degrés,	400 gram.
Essence de menthe anglaise,	12 gouttes.
Laudanum de Sydenham,	12 gram.

Mêlez et agitez, puis faites fondre 200 grammes de sucre dans 600 grammes d'eau ; mêlez le tout ensemble ; mettez en bouteille, bouchez et conservez pour l'usage. Un petit verre à liqueur suffit ordinairement pour tout le monde, et enlève le mal comme avec la main.

On donne aux enfants de 12 à 15 ans les trois quarts d'un verre à liqueur ; au-dessous de cet âge, un demi seulement. Il ne faut pas craindre de renouveler la dose chaque fois que les accès se présentent. S'ils sont très-violents, il faut doubler et tripler la dose ; cette liqueur ne peut faire aucun mal, quand même elle produirait un commencement d'ivresse.

Nota. — Cette recette a été approuvée par plusieurs célèbres médecins.

On distingue trois périodes dans l'épidémie cholérique : 1° Une période de préludes ou signes précurseurs, caractérisée par des douleurs de tête et un malaise insolite (inaccoutumé).

2° Période caractérisée par des vomissements et des gardes-robes considérables ; c'est la cholérine.

3° Période. C'est le choléra confirmé.

Voici maintenant quels secours il faut donner, quels soins sont les plus indispensables :

1° Ne pas craindre ; 2° au moindre malaise, aussitôt qu'apparaissent cette faiblesse insolite, ces lourdeurs de tête, les douleurs d'entrailles, si souvent précurseurs de la maladie : repos, séjour au lit, cataplasme sur le ventre, bouteille d'eau chaude aux pieds.

Infusions chaudes de violettes ou de bourrache, ou de camomille, diète, résignation.

A la deuxième période, contre les accidents de la cholérine, séjour au lit, sinapismes au creux de l'estomac, sinapismes aux quatre membres, cataplasmes laudanisés sur le ventre ; esprit de camphre, on en verse une ou deux gouttes dans le creux de la main ; on les recueille avec sa langue ; on recommence trois ou quatre fois, de dix minutes en dix minutes ; liqueur anticholérique, un petit verre à liqueur chaque fois que l'on sent les atteintes du mal. Si cela ne suffit pas, donnez une ou deux gouttes d'essence de menthe sur un morceau de sucre, puis délayez dans un demi-verre d'eau albumineuse très-peu sucrée.

Choléra confirmé.

Soins actifs, énergiques, persévérants. Pour arrêter les vomissements, administrez la liqueur dont nous avons donné la formule ci-dessus. L'esprit de camphre peut aussi être employé avantageusement. Si ces deux moyens ne peuvent arrêter les vomissements, on peut y ajouter les suivants :

Donner de la glace par petits fragments que l'on fait sucer au malade, et on lui en fait en outre avaler une cuillerée pilée de temps en temps.

La potion antivomitive de Rivière est aussi d'une grande efficacité.

Des vomissements qui ont résisté à beaucoup de moyens cèdent quelquefois à l'administration d'une, deux ou trois cuillerées à bouche de forte eau-de-vie ou de rhum pur donné à cinq minutes d'intervalle : le plus souvent deux suffisent.

Pour enrayer les évacuations : bouillie d'amidon faite à froid, additionnée de 7 à 8 gouttes de laudanum, assez claire pour être donnée en lavement, cataplasmes laudanisés sur le ventre.

Pour arrêter les crampes.— Lorsqu'elles sont violentes, on doit leur opposer les moyens suivants : les cataplasmes émollients fortement laudanisés sont appliqués avec avantage lorsque les membres sont seuls atteints ; les frictions au moyen de flanelle trempée dans l'eau-de-vie camphrée.

Le chloroforme a été vanté d'une manière toute particulière ; seulement, au lieu de frictionner les membres, on place le malade sur le côté ; avec un morceau de flanelle fortement imbibée de chloroforme, on fait des frictions activement le long de la colonne vertébrale pendant une minute ; rarement on est obligé d'y revenir deux fois. Le plus souvent, dès la première friction faite jusqu'à rubéfaction, les crampes cessent pour ne plus reparaitre. Si on ne veut pas l'employer pur, on peut composer le liniment suivant :

Baume tranquille,	90 gr.
Teinture d'opium,	4 »
Chloroforme,	4 »

Mêlez. — Lorsque les crampes sont générales, on recommande les frictions à la glace.

Pour réchauffer. — Bouteilles d'eau chaude de tous côtés, serviettes brûlantes sur la poitrine, frictions vigoureuses sur le ventre avec la flanelle ou même avec des fers à repasser, chauffés modérément.

Boisson. — Thé ou infusion de tilleul ; dans chaque tasse, on peut ajouter un peu de rhum ou d'eau-de-vie.

La maladie a beau faire des progrès, point de découragement : on revient quelquefois des portes du tombeau.

Choléra des enfants.

Dans l'enfance, l'estomac supporte difficilement les excitants très-énergiques, tels que l'essence de menthe et les alcooliques ; l'excitant qui leur convient le mieux est l'acétate d'ammoniaque, liquide donné de la manière suivante :

Eau de menthe,	90 gr.
Acétate liquide d'ammoniaque,	15 »
Sirop de menthe,	15 »

Mêlez et donnez une cuillerée de demi-heure en demi-heure. On ajoute 15 gr. de sirop diacode lorsque les vomissements sont fréquents. Si le mal continue, on donne une ou deux gouttes d'essence de menthe dans du vin chaud ou en lavements, après l'avoir préalablement versé sur un morceau de sucre.

On aide l'action de ces substances par la tisane de menthe donnée à de petites doses fréquemment répétées.

Choléra des vieillards.

La vieillesse supporte bien en général les stimulants. On peut donc insister, par exemple, et donner tous les quarts d'heure une cuillerée de vin chaud dans lequel on fait bouillir de la canelle.

Recette donnée par les Religieuses de Marseille pour le choléra.

Prenez une petite poignée de camomille romaine, autant de menthe poivrée, faites bouillir cinq minutes dans un litre d'eau, passez avec expression ; prenez pour un homme deux cuillerées d'eau-de-vie ou de rhum, une cuillerée de sucre et six de votre infusion bouillante, et faites boire ce mélange le plus chaud possible ; environ trois quarts d'heure après, répétez la même dose.

Ne donnez rien à boire au malade entre les deux doses, mais seulement une heure après la deuxième. S'il désire se découvrir sous prétexte qu'il est brûlant, couvrez-le malgré lui.

Faites tous vos efforts pour amener chez le malade une sueur abondante. C'est en rétablissant la chaleur extérieure que vous diminuerez le feu intérieur. Faites de la tisane avec de la camomille et de la menthe poivrée, en y ajoutant du sucre ; à défaut de menthe, mettez du tilleul, faites boire chaud, donnez des lavements faits avec de la graine de lin et des têtes de pavots. Lorsque le malade se plaint beaucoup de l'estomac, faites-lui prendre de la thériaque de la grosseur d'une noisette dans deux travers de doigts de vin rouge chaud. On peut aussi administrer des lavements avec de la thériaque. Quand la réaction sera rétablie, soulagez le malade en diminuant le nombre des couvertures ; dans le cas où il se plaindrait de maux de tête, mettez des sinapismes aux gras de jambes avec de la farine de lin soupoudrés de farine de moutarde. Voici le témoignage de la Sœur qui donne ce remède :

« Nous avons eu, dit-elle, des malades qui ont eu, pendant huit ou dix jours, coliques, vomissements, crampes. Ils ont pris les remèdes ci-dessus plusieurs fois, les deux doses chaque fois. Tous ceux qui ont suivi le traitement ne sont pas morts. » Si donc les malades demandent de l'eau froide, il ne faut pas leur en donner.

Il faut prendre ce remède le plus tôt possible après

être atteint du mal. Quand on le prend pour la cholérine, elle ne dégénère pas en choléra.

« On nous apportait des malades tout noirs qui paraissaient être au dernier moment, ils sont bien guéris. »

Coliques.

Cataplasmes émollients arrosés avec quelques gouttes de laudanum. La potion suivante est d'une grande efficacité :

Eau distillée de tilleul,	100 gr.
Huile d'amandes douces,	15 id.
Gomme arabique pulvérisée,	8 id.
Laudanum de Sydenham,	20 gouttes.
Sirop de guimauve,	30 gr.

Faites une potion à prendre par cuillerée à bouche d'heure en heure.

Frictions sur le ventre avec de l'huile de camomille camphrée. Dans le cas de diarrhée, lavements émollients et laudanisés ; dans le cas de constipation, purgatifs.

Autre.

3 cuillerées		d'huile d'olive ;
3	id.	d'eau de fontaine ;
3	id.	de sucre.

Battez le tout ensemble, et faites-le prendre en une seule fois à la personne malade.

Coliques des petits enfants.

Potion calmante à donner par cuillerées à café :

Eau de laitue,	30 gr.
Huiles d'amandes douces,	10 id.
Sirop diacode,	2 id.
Eau de fleurs d'oranger,	15 id.

Constipation.

La constipation passagère cède aux lavements émollients, huileux d'huile de ricin.

Pour la constipation habituelle, il faut surtout insister sur le régime.

Exercice au grand air, boissons rafraîchissantes, usage de légumes verts, de viandes blanches, de fruits, de lavements émollients pris froids, mais seulement de temps en temps ; bains tièdes, et lorsqu'il y a une trop grande accumulation de matières, il faut un purgatif, précédé d'un lavement émollient.

L'usage de la moutarde blanche, trois fois par jour, une cuillerée à bouche chaque fois, réussit très-bien.

La rhubarbe et la magnésie calcinée, 25 centig. de chacune en un seul paquet pris dans la soupe en mangeant, deux fois par jour, fait cesser la constipation.

(On fait plusieurs paquets semblables.) Une tasse d'eau fraîche le matin à jeun suffit par fois pour dissiper la constipation.

Un autre moyen pour la détruire consiste à faire usage une fois par jour de pain de farine de froment sans être blutée, c'est-à-dire qu'on n'a pas ôté le son ; cet aliment pris à peu près à la dose de 100 gr. n'est pas désagrable au goût, mangé avec des fruits, des confitures, du café au lait et même du chocolat. Sa digestion est facile.

On peut aussi avec cette farine faire de la bouillie. Les pilules podophylles de M. Coirre sont d'une grande efficacité pour faire cesser la constipation.

Convulsions.

Les convulsions chez les enfants sont presque toujours accompagnées de perte de connaissance ; elles sont presque toujours précédées de signes, tels que la mauvaise humeur, l'insomnie, les alternations de pâleur ou de rougeur. Le traitement des convulsions chez les enfants devra varier avec la cause qui les produit ; certaines circonstances réclament des soins particuliers.

Si le visage est d'un rouge violacé, on appliquera des cataplasmes légèrement sinapisés aux jambes ; on donnera un lavement avec un peu de sel gris ou du miel commun ; on met sur le front des compresses imbibées d'eau sédative faible, ou simplement d'eau fraîche.

Si au contraire l'enfant est faible, pâle et habituellement délicat, on aura encore recours aux cataplasmes sinapisés, aux lavements purgatifs ; on fera prendre quelques cuillerées d'eau sucrée, avec de l'eau de fleurs d'oranger ou de l'éther. Si les douleurs sont très-vives, on pourra administrer quelques cuillerées de sirop diacode. Les bains d'eau de son sont aussi très-efficaces.

Lorsque les convulsions sont dues à la dentition, et que la dent est sur le point de percer, on en favorise la sortie en incisant la gencive avec un canif, l'incision faite en croix.

Lorsqu'on soupçonnera la présence des vers dans les intestins, on leur administrera un peu de lait sucré, auquel on ajoutera une cuillerée à café d'eau de fleurs d'oranger, et on leur donnera, quelque temps après que les crises auront cessé, des pastilles de Santonine, tous les jours, en nombre double des années de l'enfant.

Si l'enfant a deux ans, on en donnera quatre ; s'il en a trois, six, etc. Il ne faut pas dépasser le nombre de huit par jour.

Si l'on prévoit que les convulsions sont occasionnées par le mauvais tempérament de la nourrice, il faut la changer.

Pour détruire promptement les petits vers logés dans l'anus des enfants, qui leur causent une cruelle démangeaison.

Le matin, donnez à l'enfant un petit lavement d'eau salée ou d'huile camphrée ; le soir, leur introduire à l'aide d'un petit bâton un linge fin enduit de fiel de bœuf ou de pommade camphrée.

Coqueluche.

La coqueluche atteint de préférence les enfants de l'âge de un à sept ans ; elle dure un ou plusieurs mois.

Traitement. — Boissons calmantes et narcotiques, sirop de belladone administré par cuillerée à café de deux en deux heures, ou mieux faire prendre de la poudre de belladone ; on en donne trois centigrammes pour les enfants au-dessous de dix ans, et cinq centigrammes pour les enfants au-dessus de cet âge ; on la fait prendre le soir, une heure avant le souper. Faire vomir de temps en temps avec le sirop d'ipéca : 15 grammes pour les enfants au-dessous de quatre ans ; 20 ou 30 grammes au-dessus de cet âge. On peut administrer le vomitif deux ou trois fois par semaine ; on commence par une cuillerée à café, de quart d'heure en quart d'heure, jusqu'à production de trois ou quatre vomissements. L'usage du café noir à l'eau donné trois ou quatre fois dans la journée est aussi très-efficace. Si la coqueluche résiste, traine en longueur et épuise le malade, il faut changer d'air et l'envoyer dans un endroit où la maladie ne soit pas.

La coqueluche est contagieuse ; il ne faut pas que l'enfant communique avec les autres enfants.

Pendant l'accès, il faut tenir l'enfant sur son séant, la tête élevée et le front soutenu, le faire appuyer, lui faire respirer de la vapeur d'éther dont on répand quelques gouttes sur un mouchoir.

Autre moyen.

Lait de jument, sirop de serpolet, de belladone, d'éther, vomitif, sirop de poireaux et de navets.

Coups et contusions.

Les contusions sont des meurtrissures sans déchirement occasionnées par des chutes, par des chocs violents, contre un objet résistant quelconque ou par des coups que l'on a reçus.

Les contusions se distinguent des plaies contuses, en ce qu'elles ne sont pas accompagnées de division de la peau.

Traitement. — Le traitement des contusions est très-simple ; les remèdes suivants sont très-efficaces :

Une cuillerée d'huile d'olive ;
Une cuillerée d'eau-de-vie ;
Un jaune d'œuf.

Mélangez et appliquez sur la contusion.

Autre.

Mettre constamment des compresses d'eau-de-vie camphrée ou de l'eau sédative, de l'eau vulnéraire, de la teinture d'Arnica ou de l'eau d'Alibourg.

La composition suivante est aussi très-bonne ; prenez :

Acétate de plomb liquide,	12 gr.
Eau commune,	120 gr.
Alcool vulnéraire,	40 gr.
Laudanum de Sydenham,	4 gouttes.

Mêlez ; mettez en compresse sur la contusion.

Coups et contusions à la poitrine.

Prenez une cuillerée de vinaigre et un jaune d'œuf frais ; battez ensemble et avalez ce remède amer ; au bout d'un quart d'heure on est guéri, et le coup n'a pas de suite.

Plaies contuses. — Pour les plaies contuses, il faut d'abord nettoyer la plaie avec de l'eau tiède ou froide ; puis, si l'écorchure n'est pas considérable, il suffit de la panser avec du baume samaritain ou du commandeur, ou de la teinture d'aloës. Si les chairs sont décollées, on les rapproche et on les maintient par le moyen de petites bandes de sparadrap ou de taffetas gommé, et on met dessus des compresses de baume samaritain ou d'eau blanche, dans laquelle on aura mis quelques gouttes d'alcool vulnéraire.

Si la meurtrissure ou la plaie par contusion est plus considérable, qu'il y ait des os rompus, il faut ici éviter l'inflammation par le moyen des compresses d'eau fraiche, d'eau blanche, souvent renouvelées, de manière à ce que la partie malade soit toujours mouillée, en attendant l'arrivée du médecin ; puis si la partie s'enflamme, on y met des cataplasmes émollients, et s'il y a formation de pus, comme il arrive lorsque la contusion est profonde, après avoir maintenu les chairs comme il est dit ci-dessus, on étend sur la plaie de la poudre de camphre, puis on met des plumasseaux de charpie enduits de pommade camphrée.

Coupures.

Lorsque la coupure est peu grave, on se contente, après l'avoir essuyée et nettoyée, de réunir les lèvres de la plaie au moyen de bandelettes de sparadrap ou de taffetas anglais, que l'on recouvre d'une compresse imbibée soit de baume samaritain ou de baume du commandeur, ou tout simplement de l'eau blanche, dans laquelle on aura mis quelques gouttes d'eau vulnéraire ou de l'eau d'Alibourg.

Prenez la peau blanche qui tient à la coquille de l'œuf, mettez sur la coupure ou l'écorchure, en mettant sur la peau le côté qui touche le blanc d'œuf ; le maintenir par le moyen d'une bande ; ne pas enlever cette peau, mais en ajouter de nouvelles par dessus jusqu'à la guérison, qui se fait promptement.

Le baume du commandeur, les feuilles de lys trempées dans de l'eau-de-vie, l'huile de mille-pertuis sont aussi des remèdes efficaces pour les coupures.

Cors aux pieds.

On peut s'en débarrasser en les coupant de temps en temps, après les avoir ramollis par un bain de pieds.

Autre remède. — Faire tremper des feuilles de lierre pendant vingt-quatre heures dans du fort vinaigre, puis mettre une de ces feuilles sur le cor, et la maintenir au moyen d'un petit galon ; on la met tous les soirs, et le matin on met à sa place sur le même cor des fleurs de souci. Avec ce traitement durant quelques jours, les cors tombent jusqu'à la racine, en les égratignant seulement avec les ongles.

Autre remède. — Faites cuire une gousse d'ail sous la cendre chaude, et appliquez-la ainsi ensuite sur le cor, assujettie avec un linge.

On ne doit employer ce léger caustique qu'au moment où l'on se met au lit ; il amollit tellement le cor, qu'il enlève en trois jours le durillon. On se lave ensuite les pieds dans l'eau tiède. En peu d'instants, les peaux qui forment la corne s'enlèvent. Il est bon de renouveler ce remède deux ou trois fois dans les vingt-quatre heures,

La joubarbe pilée et appliquée sur les cors les guérit promptement.

Corps étrangers tombés dans les yeux, le nez, le gosier et les oreilles.

Dans les yeux. — Pour débarrasser l'œil des corps étrangers qui s'y sont introduits, il faut renverser la paupière inférieure, et chercher à entraîner ces corps par d'abondantes ablutions d'eau froide ou avec un papier roulé en cylindre.

Si c'est un corps dur et qu'il ait pénétré dans les membranes (comme une parcelle de fer), on se sert d'une pince très-fine pour l'extraire en lui faisant parcourir le trajet qu'il a suivi en s'introduisant. Si l'on ne peut arriver à extraire un corps quelconque facilement, il ne faut pas faire de violence sur l'œil, mais mettre constamment dessus des compresses d'eau fraîche afin d'éviter l'inflammation, et puis se transporter chez le médecin.

Nota. — Il est aussi très-avantageux, après avoir extrait un corps quelconque, si l'œil est rouge, douloureux, d'y faire pénétrer dedans une goutte d'huile d'amandes douces ou d'olive, et d'y tenir constamment des compresses d'eau fraîche ou d'un liquide émollient (tels que l'eau de guimauve) jusqu'à ce que l'inflammation soit disparue.

Si du mortier de chaux tombe dans les yeux, il faut les lotionner et y introduire dedans de l'eau fortement sucrée en la faisant glisser goutte à goutte sous les paupières. L'eau sucrée a la propriété de dissoudre et d'entraîner la chaux et par conséquent de prévenir les désordres que ce caustique puissant causerait dans l'organe de la vue.

Si c'est un acide qui se soit introduit dans l'œil, il faut faire des injections dans l'œil avec une eau émolliente ou avec de l'eau de savon ou mieux encore avec du blanc d'œuf.

On peut encore se servir, pour détacher un corps faiblement adhérent, d'un petit pinceau trempé dans du miel, du sirop, ou du blanc d'œuf.

Corps étrangers dans le nez. — Voici dans les différents cas ce qu'il convient de faire : si l'objet est à l'entrée des narines, on peut le saisir avec des pinces ou glisser sous lui et par le coin du nez une curette ; mais il faut en même temps pincer le nez au-dessus du corps étranger, de crainte que celui-ci ne fuie devant l'instrument que l'on emploie.

Comme les doigts sont quelquefois trop larges, on peut se servir d'une petite branche fendue.

Si le corps étranger est profond, il faudra faire une injection huileuse dans la narine obstruée, puis on fera moucher fortement l'enfant ; on pourra aussi provoquer l'éternuement par quelques grains de tabac dans la narine libre ; souvent ces moyens sont suivis de succès ; s'ils ne réussissent pas, il faut recourir au chirurgien, et se garder de rechercher avec des pinces ou autres instruments lorsque l'objet est profondément situé.

Corps étrangers dans les oreilles. — On sait que le conduit auditif renferme une matière jaune, épaisse, analogue à la cire, et que l'on nomme cérumen. Lorsque cette matière n'est pas enlevée par les soins de la propreté, elle s'accumule, se durcit et forme un bouchon qui ferme plus ou moins le conduit et produit la surdité. On détache cette matière endurcie avec une curette et on la retire. Mais dans beaucoup de cas il faut d'abord la ramollir avec des injections d'huile tiède.

Il peut aussi y avoir des caillots de sang, du pus : on en débarrassera les oreilles avec des injections d'eau simple ou d'eau de guimauve tiède. Pour plus ample explication, voyez la médecine domestique.

Corps étrangers dans l'œsophage. — L'œsophage est un canal membraneux qui conduit les aliments et les boissons depuis l'arrière-bouche jusqu'à l'estomac. Il arrive aux personnes qui mangent avec gloutonnerie ou aux enfants, dans leurs jeux, d'avaler des corps durs ou trop volumineux, qui ne peuvent passer et s'arrêtent dans ce conduit ; il en résulte beaucoup de douleur, surtout si le corps est anguleux, et des secousses comme pour vomir ; parfois même de la suffocation, si le corps est trop gros. On a vu s'arrêter ainsi des morceaux d'os ou de cartilage, des morceaux de viande, des croûtes de pain mal mâchées, des arêtes de poissons, des épingles, des noyaux de fruits, des fragments de bois.

Pour le traitement voyez la médecine domestique.

Corps étrangers dans le larynx. — Le larynx est la partie supérieure de la trachée-artère. (La trachée-artère est le canal qui porte l'air aux poumons. Le pharynx est la partie supérieure de l'œsophage.) Il arrive quelquefois que l'on avale de travers soit des haricots, des pois, des noyaux, etc., des morceaux de nourriture incomplétement mâchés ; des liquides peuvent aussi passer dans le larynx ; mais la toux les fait promptement sortir avec de grands et pénibles efforts, et au milieu d'accidents de suffocation. Pour l'introduction des corps solides, la toux et la suffocation sont plus pénibles, et si le corps n'est pas rejeté par les quintes de toux, voici ce qu'il convient de faire en attendant le médecin.

Dans un moment de calme, faire coucher le malade sur le ventre le long d'un plan fortement incliné, la tête en bas : une porte, une large planche peuvent remplir ce but. Alors le corps étranger, surtout s'il est un peu lourd, ressortira du larynx et viendra tomber dans la bouche. On favorise cette chute à l'aide de petits coups frappés dans le dos. Cette expérience ne doit pas être prolongée plus d'une demi-minute ou une minute au plus.

Si le corps en tombant s'arrêtait à la partie supérieure du larynx, et déterminait la suffocation, il faudrait faire reprendre immédiatement la situation verticale. Il ne faudrait pas avoir recours à ce moyen si le corps était volumineux et mou, car il pourrait occasionner l'asphyxie.

On peut aussi recourir aux vomitifs et aux sternutatoires. Si ces moyens ne réussissent pas, le médecin fera l'opération.

Courbature.

La courbature est un état de lassitude, de malaise avec sensation douloureuse dans les membres comme si l'on eût été battu. Succède à des fatigues musculaires très-grandes ou disproportionnées ; dans ce cas, le repos, une diète légère, des bains tièdes font promptement disparaître ces accidents. D'autres fois la courbature accompagne les autres phénomènes qui signalent l'invasion d'une maladie.

Crachement de sang.

Le crachement de sang se montre à la suite d'efforts violents, de cris, d'une blessure, d'une contusion violente, ou d'une maladie organique des poumons ou du cœur ; quelquefois sans causes appréciables. En général, c'est un accident grave. Dès que le crachement survient, faire asseoir le malade, enlever tout ce qui peut gêner les mouvements de la poitrine, faire respirer un air frais, administrer un bain de pieds irritant, ou des sinapismes que l'on promène sur les jambes et les cuisses, compresses d'eau sédative sur la poitrine : immobilité complète ; repos de l'esprit et du corps, silence. N'administrer que des boissons fraîches, eau de riz, eau gommée, tisane de consoude, de rathania, ou, mieux encore, limonade sulfurique, composée comme il suit :

Eau de rabel, composée 5 grammes
Sucre 50 »
Eau commune 1 litre.

Cette limonade se prend comme boisson entre les repas, et même en mangeant, surtout lorsqu'on sent que le vin fait mal. On peut aussi donner du petit lait.

Autre potion pour le crachement de sang.

Sirop de ratanhia 60 grammes.
Perchlorure de fer 1 »
Eau de grande consoude 250 »

A prendre de deux heures en deux heures.

Autre.

Eau distillée	120 grammes.
Sirop simple	30 »
Perchlorure de fer	20 gouttes.

A prendre par cuillerées à bouche de deux heures en deux heures.

Autre.

| Eau hémostatique, | 125 grammes. |
| Eau de rabel | 20 gouttes. |

A prendre par cuillerée d'heure en heure ou de demi-heure en demi-heure, selon l'urgence du cas.

Le crachement de sang reconnaît pour causes une affection des poumons, des bronches ou du cœur. Il importe beaucoup de ne pas le confondre avec l'hémorrhagie de l'estomac, celle du nez ou de la bouche : car le pronostic, comme le traitement, diffère beaucoup.

Quand le sang vient de la poitrine, il est ordinairement vermeil, accompagné de toux ; le plus souvent le malade a déjà offert des symptômes d'une affection chronique du cœur ou des poumons (toux, oppression, douleurs de poitrine).

Quand le sang vient de l'estomac, il est ordinairement noir, en plus grande quantité et rendu non en toussant, mais en vomissant. Le malade, dans bien des cas, a déjà offert quelques symptômes du côté de l'estomac. L'hémoptisie qui vient des poumons est très-grave, en ce qu'elle annonce presque toujours la phthisie. Lorsque les symptômes, toujours effrayants, auront cessé, on emploiera, comme traitement, quatre demi-verres par jour, d'eau hémostatique simple. Enfin, si l'hémorrhagie a eu pour effet d'affaiblir le malade, il faut, par une nourriture choisie, réparer promptement cet épuisement par viande d'animaux adultes : bœuf, mouton peu cuit.

Crevasses ou gerçures.

1° Mettre tous les soirs du suif de chandelle et les envelopper d'un linge.

2° Les panser soir et matin avec de la glycérine. Si ces deux moyens ne réussissent pas, mettre soir et matin de la pommade aux gerçures ou du baume de Geneviève.

Pommade pour les gerçures.

Huile d'olive,	une cuillerée.
Eau-de-vie,	» »
La moitié d'une chandelle de suif.	
Cire jaune,	10 grammes.

Coupez la cire en petits morceaux, faites fondre le tout dans un vase de terre vernissé pour en faire une pommade que l'on met sur le mal matin et soir.

La roséine est aussi l'un des moyens les plus efficaces pour guérir les gerçures.

Dartres.

Les dartres sont des maladies de la peau caractérisées par de petits boutons ou pustules qui causent de la démangeaison.

Il y a plusieurs espèces de dartres : 1° teigne ou favus ; 2° dartre rongeante (lupus) ; 3° dartre pustuleuse ; 4° dartre farineuse ou furfuracée ; 5° dartre vive ou crustacée.

Pommade pour guérir les dartres.

Pommade camphrée,   20 grammes.
Précipité blanc,   1   »

Mêlez à froid et mettez sur la dartre soir et matin.

Autre (Pommade au précipité rouge)

Pommade camphrée,   30 grammes.
Précipité rouge,   2   »

Pulvérisez le précipité et mêlez avec la pommade. Mettez sur la dartre matin et soir.

Il est bon de lotionner la dartre avec de l'eau sédative, si on peut la supporter.

Autre.

Un jaune d'œuf cuit sous la cendre.
Graisse douce,   40 grammes.
Fleur de soufre,   10   »
Sel de cuisine,   10   »

On mélange ces substances à froid. Avec cette pommade on se frictionne soir et matin.

Autre.

Poudre de camphre,   30 grammes.
Sel de cuisine,   30   »
Fleur de soufre,   30   »

Graisse douce, quantité suffisante pour incorporer ces trois substances sous forme de pommade. On met sur la dartre soir et matin. Il est bon de boire tous les matins à jeun une tasse de tisane de douce-amère et patience.

Autre.

Prenez une poignée de mouron rouge, pilez-le dans un mortier de marbre, et frictionnez la dartre matin et soir.

Autre.

Prenez des coquilles d'huitres, faites-les cuire dans le feu ou dans le four, pilez et pulvérisez, puis passez dans un tamis bien fin, mêlez cette poudre avec graisse douce, 30 grammes.

Huile d'olive,   . 15 grammes.
Poudre fine de coquilles d'huitres,   30   »

On fait avec ces trois substances un onguent, puis on graisse le mal quatre fois par jour de manière qu'il y en ait toujours sur le mal. Chaque fois que l'on met de l'onguent, il faut avoir soin de laver la dartre avec une eau préparée de la manière suivante :

Seconde peau d'ormeau, une bonne poignée.

Eau ,   1 litre.

Coupez l'écorce par petits morceaux, puis jetez l'eau froide dessus.

Laissez-la macérer 48 heures, et on s'en sert pour laver la dartre.

Lorsque la dartre est ancienne et bien mauvaise, il faut avoir soin de se purger deux fois par semaine avec la tisane royale, et boire pendant le traitement de la tisane dépurative de fumeterre ou de racine de patience ou de douce-amère, suivant ce que vous pourrez plus facilement trouver.

En général, pour toutes sortes de dartres, il faut se purger tous les quinze jours, pendant le traitement, avec la tisane royale.

Défaillances, évanouissements et syncopes.

La syncope est une suspension subite et momentanée de l'action du cœur avec cessation de la respiration, des sensations et des mouvements.

La perte incomplète de connaissance s'appelle défaillance ou lipothymie.

Il est un accident qui ressemble à la syncope, qui tout à coup jette les gens par terre et tue plus promptement encore que l'évanouissement : c'est l'apoplexie. Il me parait indispensable d'apprendre à tout le monde les moyens de distinguer l'apoplexie de la syncope; car si les résultats sont les mêmes dans l'une et l'autre de ces sortes d'attaques, c'est-à-dire s'il y a perte de connaissance, suspension de forces et de mouvements, les moyens à employer dans les deux circonstances sont complétement différents.

Les résultats de l'apoplexie sont les mêmes que les résultats de la syncope ; mais pourquoi ? Parce que les extrêmes se touchent ; parce que l'estomac trop plein amène trop souvent les mêmes désordres que l'estomac complétement vide ; parce que le cerveau, pressé par une masse de sang qui le serre avec brutalité, est obligé de suspendre ses fonctions, comme le cerveau qui n'est point stimulé par la dose nécessaire de sang artériel.

Différence des symptômes extérieurs de la syncope et de l'apoplexie.

Voyez à la page 9 de ce volume.

Traitement de la syncope ou de la défaillance.

Le traitement doit avoir pour but de favoriser l'abord du sang au cerveau et de réveiller l'action du cœur. La première chose à faire, c'est d'étendre horizontalement la personne évanouie, et même la tête un peu plus basse que les pieds, soit par terre, soit sur un lit. Cela suffit habituellement pour la ranimer et la rappeler à la vie. En même temps, pour favoriser le retour de la circulation, on enlèvera tout ce qui peut comprimer la poitrine : corset, cordons de jupons, boucles de pantalon ou de gilet, etc. On fera ouvrir les fenêtres ou les portes ; si la température est élevée, on agitera l'air avec un éventail ou un mouchoir ; on cinglera de l'eau froide au visage avec les doigts mouillés réunis sous le pouce et étendus brusquement comme l'action de donner une chiquenaude. Si la syncope se prolonge, on fera respirer des odeurs fortes, du vinaigre, de l'ammoniaque, de l'eau de Cologne, de la fumée de plumes grillées, etc. Enfin si la connaissance ne revenait pas encore, il faudrait recourir à des moyens plus actifs : frictions chaudes et irritantes sur le cœur, sur les tempes, lavement purgatif, etc. Il est bien rare qu'à l'aide de ces procédés, et surtout de la position horizontale, on ne réussisse pas à faire revenir une personne qui n'est qu'évanouie.

Délire.

Le délire est la perturbation violente des facultés mentales, pendant la durée de laquelle les jugements, les perceptions, les sensations diffèrent de ce qu'ils sont à l'état naturel. La personne en délire voit des objets bizarres, fantastiques ; se retrace comme dans un rêve les personnes et les choses qui l'ont vivement impressionnée. Tantôt le délire est calme, c'est-à-dire que le malade, tranquille et paisible dans son attitude, tient des propos décousus, disserte à perte de vue sur des questions absurdes, ou bien répète incessamment la même phrase ; tantôt, au contraire, le délire est furieux, violent, le malade crie et s'agite, insulte les personnes présentes ou des adversaires absents ou imaginaires ; se lève pour les frapper, etc.

Quand cet état est permanent, c'est l'aliénation mentale. Le délire, comme les convulsions qu'il accompagne quelquefois, est un symptôme commun à une foule d'affections différentes. On le voit dans les affections graves du cerveau ; il signale le début d'un grand nombre de maladies aiguës ; et, chez quelques personnes nerveuses, particulièrement chez les enfants, le moindre accès de fièvre, à l'occasion d'un rhume, etc., donne lieu souvent à un accès de délire.

Celui dont nous voulons parler surtout dans cet article se montre sans maladie, à l'occasion d'émotions violentes, sous l'influence de grandes passions.

En présence de causes aussi diverses et qui réclament des moyens curatifs si différents, il est difficile de prescrire quelque chose de général sur le traitement du délire ; nous nous bornerons à indiquer ici les premiers soins que réclame le malade dans cette circonstance.

Si le sujet est paisible et déraisonne sans violence, il faut avoir l'air d'approuver ce qu'il dit, le mettre en rapport avec les personnes qu'il paraît affectionner et distinguer davantage ; tâcher de lui faire prendre quelques tasses de tilleul chaud et de feuilles d'oranger, afin de provoquer la transpiration ; l'éther donné chez quelques malades est très-utile ; on pourra encore ajouter dans chaque tasse de tisane une ou deux cuillerées à café de sirop diacode. Les sinapismes ou mieux les cataplasmes sinapisés, les lavements purgatifs sont très-bien indiqués.

Si le délire est furieux, il faut mettre le malade hors d'état de se nuire à lui-même ou aux autres. On pourra encore appliquer sur le front des compresses d'eau fraîches ou d'eau sédative. On aura recours en outre aux calmants. Quand aux autres moyens plus énergiques, c'est au médecin seul qu'il convient d'en déterminer l'emploi.

Dents (douleurs des).

Il est inutile de décrire les angoisses du mal de dents :

seulement nous devons faire remarquer que quand le mal de dents est accompagné de fluxion à la joue, c'est que la carie est dans la gencive et pénètre jusque sous la racine.

Traitement. — Quand la carie n'a pas pénétré profondément dans la gencive, il suffit, pour dissiper les douleurs les plus violentes, d'introduire dans l'endroit carié un grumeau de camphre ; le mal le plus violent se dissipe comme par enchantement. Si le mal résistait à ce simple moyen, ce qui serait le signe de l'existence de quelque abcès caché dans l'alvéole, on se passerait avec le doigt de l'alcool camphré sur la gencive, on s'appliqverait sur la joue malade un cataplasme au sel et à la graine de lin arrosé d'eau sédative.

Nous avons vu les fluxions et les maux de dents se dissiper du jour au lendemain par ce traitement et se calmer à l'instant même.

Spécifique pour arrêter en un instant les douleurs de dents les plus aiguës.

Prenez :

Poudre de racine de pyrèthre,		15	grammes.
»	» gingembre,	15	»
» de poivre le plus piquant,		15	»
» clous de girofle,		5	»
Canelle,		8	»
Alcool à 30 degrés,		150	»

Mettez toutes ces substances pulvérisées grossièrement dans un bocal, cachetez-le pour que la liqueur ne s'évapore pas, et exposez-la au soleil le plus chaud en été pendant deux jours ; pendant l'hiver on le met au bain-marie. Agitez de temps en temps. Quand la teinture sera d'un rouge vif, tirez-la au clair, exprimez bien le marc et conservez le tout dans une bouteille bien bouchée.

Pour s'en servir on imbibe un peu de ouate avec cette teinture et on l'introduit dans l'oreille du côté du mal. Si cela ne suffit pas, on en met dans la narine du même côté, ou mieux dans le creux ou sur la dent cariée.

Nota : Cet élixir arrête la carie, conserve l'émail et fortifie les gencives.

Autre.

Teinture pour les dents :

Ether sulfurique,	10 grammes.	
Camphre,	2	»
Essence de menthe,	2	50 cent.

Mettez un tampon de ouate imbibé de cet élixir dans le creux de la dent qui est gâtée.

Diarrhée.

La diarrhée dépend de plusieurs causes : elle est avec irritation, ou au contraire avec faiblesse.

Quand elle se présente avec des caractères d'irritation, c'est-à-dire quand elle affecte une personne jeune, vigoureuse, à la suite d'écarts de régime, ou, en thèse plus générale, quand elle est accompagnée de sensibilité surtout à la pression du ventre, de chaleur à la peau, de fréquence ou de dureté de pouls, que les selles sont bilieuses ou glaireuses, quelquefois avec des stries sanguinolentes, que la langue est rouge et piquétée et qu'il y a de la soif, la diarrhée offre alors un caractère d'irritation inflammatoire incontestable et doit être combattue par des adoucissants ; le malade sera mis à une diète absolue, à la tisane de riz gommée, avec du sirop de coing, ou bien à la solution de blancs d'œufs. — Trois blancs d'œufs dans la valeur d'une bouteille d'eau, bien battue, sucrée et aromatisée avec un peu d'eau de fleurs d'oranger ; on mettra des cataplasmes tièdes sur le ventre ; lavements d'eau de riz ou d'amidon ; des blancs d'œufs mêlés avec de l'eau tiède.

Quand, au contraire, la diarrhée atteint des sujets affaiblis, des vieillards, des malheureux vivant de privations, d'aliments de mauvaise qualité, de légumes verts, de fruits ; en un mot, que tout dénote la débilité, les moyens de traitement ne sauraient être les mêmes. Ici on permettra une alimentation plus abondante et réparatrice, un peu de viande rôtie ou grillée, un œuf frais, une panade, quelques cuillerées de bon bouillon et bon vin sucré.

Comme boissons, on préférera des tisanes légèrement aromatiques. Tilleul, camomille. Chaque jour un ou deux quarts de lavements, avec 4 à 8 grammes de diascordium, ou 8 à 10 gouttes de laudanum.

Chez les vieillards, on pourra en outre donner un peu de vin de gentiane ou de quinquina, une ou deux cuillerées par jour. En un mot, ici il s'agit de donner, de rendre du ton aux organes, tandis que dans la diarrhée avec irritation il faut adoucir.

Traitement. — Un moyen bien simple, qui réussit très-souvent à arrêter la diarrhée, est de prendre de 3 à 4 gouttes de laudanum de sydenham dans un quart de verre d'eau sucrée. Cette dose doit être prise le matin et le soir, aux deux repas de la journée. Chez les enfants, on met, suivant l'âge, 1 à 3 gouttes de laudanum dans un demi-verre d'eau sucrée, et on leur en donne une ou deux cuillerées à café, aux époques indiquées.

Dans plusieurs cas, on a vu ce moyen si simple rétablir dans leur état normal les garde-robes presque constamment dérangées depuis plusieurs mois, malgré l'emploi des astringents, des lavements laudanisés et d'un régime sévère. Quelques personnes ont été obligées de continuer l'usage du laudanum pendant plusieurs mois, se portant bien quand elles s'y soumettaient, ayant au contraire des dérangements dès qu'elles voulaient cesser. Il ne faut pas craindre l'usage prolongé du laudanum, administré de la manière qui vient d'être indiquée. L'expérience a prouvé qu'il n'avait aucun inconvénient.

Bien plus, il arrive ordinairement qu'un abattement général, une langueur extrême qui résulte de la cholérine, se dissipe très-promptement, et, malgré l'emploi du narcotique, le malade reprend toute son activité.

On arrête s'il survient de la constipation, toujours attentif pour recommencer au plus petit dérangement.

Autre moyen.

Quand la diarrhée dure plusieurs jours, on donne 2 à 3 gouttes d'esprit de camphre sur un morceau de sucre que l'on fait fondre dans un peu de tisane ou d'eau, ou que l'on prend pur. On recommence ainsi toutes les cinq minutes, puis toutes les dix minutes, puis tous les quarts d'heures, toutes les demi-heures et toutes les heures jusqu'à cessation des accidents.

Autre.

. Eau de rose.

Sucre en poudre.

Huile d'olive.

Bon vin vieux rouge ou blanc.

Une cuillerée à bouche de chaque chose, mélangées ensemble ; on en donne une cuillerée toutes les deux heures, ayant soin que le malade ne mange pas dans les intervalles.

La tisane de salicaire est aussi très-bonne pour arrêter la diarrhée et même la dyssenterie. La renouée a aussi les mêmes propriétés.

Dyssenterie.

Cette maladie reconnaît pour cause une inflammation de la partie inférieure du gros intestin. Elle a pour signes principaux : un besoin pressant et continu d'aller à la selle, le plus souvent sans évacuation, le malade ne rendant que des mucosités mêlées de sang, ou du sang pur, avec tortillements douloureux dans les intestins ; le plus souvent sans fièvre. La dyssenterie proprement dite est souvent précédée d'une diarrhée bilieuse. La marche varie beaucoup, selon qu'elle est simple ou compliquée d'inflammation du gros intestin. Celle-ci est ordinairement accompagnée de fièvre. Souvent elle passe à l'état chronique ; à un haut degré d'intensité, elle peut entraîner la mort ;

quelquefois elle règne épidémiquement. Non contagieuse dans la plupart des cas, elle peut le devenir surtout dans les grands rassemblements de malades, aux armées.

Il y a plusieurs espèces de dyssenterie : la dyssenterie non fébrile ou légère ; la dyssenterie fébrile, dejà plus sérieuse ; la dyssenterie sporadique isolée (on appelle sporadique une maladie bornée à un seul individu ou à un très-petit nombre) ; elle est épidémique, quand elle sévit sur un grand nombre. Il y a aussi des dyssenteries qu'on peut appeler endémiques (on appelle endémique une maladie qui est particulière à une localité et y règne habituellement, du moins à certaines époques). Enfin la dyssenterie se distingue en aiguë et en chronique.

Les règles du traitement dans toute dyssenterie légère, moyenne, ou grave, consistent d'abord dans une diète rigoureuse ; usage de boissons féculentes ou mucilagineuses, telles que : eau de riz, eau d'orge, infusions de bouillon blanc, de coquelicots, de mauve, sucrée avec du sirop de gomme ou de coing.

Il faut y joindre l'usage de bains, s'il est possible, et celui de demi-lavements de décoction de racine de guimauve ou de graine de lin. — Le séjour au lit est de rigueur pour peu qu'il y ait de la fièvre.

Cataplasmes émollients. Ces moyens simples suffiraient dans les cas légers ; mais il vaut mieux y ajouter l'usage de quelqu'une des médications que nous allons indiquer.

L'albumine ou le blanc d'œuf délayé sans les faire mousser dans un litre d'eau auquel on ajoute du sucre. La même solution peut servir en lavement.

Quand les douleurs sont vives, on mêle aux demi-lavements des têtes de pavots, et l'on donne une potion gommeuse avec addition d'opium ; on applique des cataplasmes laudanisés sur le ventre, on prescrit la diète.

S'il y a fièvre on saigne le malade, on applique des sangsues à l'anus.

Autre.

Le célèbre Monsieur Récamier employait ce remède avec beaucoup de succès, particulièrement dans les épidémies de dyssenterie.

Ipéca concassé,	60 gr.
Eau,	2 litres.

Mêlez l'ipéca dans l'eau froide, et laissez macérer pendant douze heures, en remuant de temps en temps, puis passez et ôtez le marc. On prend de cette macération trois verres par jour, le matin, à midi et le soir.

On a vu, disait Récamier, les dyssenteries les plus terribles domptées en deux jours par ce moyen, dont la préparation à chaud ne réussit pas, ajoutait-il. — La préparation à froid ne fait pas vomir ; mais comme elle a l'inconvénient de faire perdre douze heures très-précieuses et que les dyssenteries malignes tuent quelquefois en deux ou trois jours, nous conseillerions en ces cas graves de ne pas attendre que la macération soit achevée, et, tout en la préparant, de débuter par l'ipéca en poudre, comme il suit : il se prend au début du mal, à la dose de 1 à 2 gram., divisés en 4 paquets que l'on prend de quart d'heure en quart d'heure dans un peu d'eau froide. On aide le vomissement en buvant de l'eau tiède prise à jeun, ou du moins l'estomac vide d'aliments : l'ipéca provoque une crise par les sueurs : aussi vaut-il mieux le prendre au lit ; assez souvent il provoque une ou deux selles liquides qui sont un bienfait, parce qu'elles soulagent beaucoup.

Autre.

Boire de la lessive de cendre de sarment coupée avec partie égale de lait sucré à la dose d'un verre, matin et soir.

L'eau de chaux à la même dose, avec du lait, est aussi fort bonne.

Autre.

Prenez pour un homme, 10 gouttes de teinture de rhubarbe, mettez-les dans un verre d'eau sucrée et avalez sans désemparer. Si cette dose ne suffit pas, réitérez le lendemain matin, et presque toujours vous serez guéri.

Autre.

Au premier signe de la dyssenterie, prenez un jaune d'œuf frais, faites-lui absorber de la cassonnade blanche, jusqu'à ce qu'il ait pris consistance d'une pâte ; délayez ensuite ce mélange avec deux ou trois cuillerées de bonne huile d'olive.

On doit s'abstenir de nourriture après avoir pris ce remède.

Ecorchures.

Dès qu'une personne s'est écorchée, on lave la plaie, puis on y met, avec un petit pinceau ou une barbe de plume, une couche de collodion pour former une peau factice. Si une première couche ne suffit pas, on en met une seconde.

Lorsque le collodion se trouve trop sec, on le mouille avec un peu d'éther.

Il suffit, pour empêcher les malades de s'écorcher, de placer, à l'endroit correspondant au siége, un large vase plein d'eau froide que l'on renouvelle tous les jours ; on retrouve au-dessus de l'eau une petite couche graisseuse.

Je l'ai vu employer sans y rien comprendre (bien entendu) ; mais ce qu'il y a de certain, c'est qu'en effet les malades ne s'écorchent pas ; ceux-mêmes qui l'étaient un peu lorsqu'on commençait à user de ce remède se guérissaient de leurs écorchures au bout de quelques jours sans que l'on eût fait autre chose pour les fermer.

On peut aussi les panser avec du taffetas d'Angleterre.

Traitement des plaies par incision.

Comme il y a deux modes de guérison, l'un par réunion immédiate, très-rapide, l'autre par réunion secondaire et suppuration, très-long, on doit s'efforcer de guérir par le premier. Une plaie même légère peut suppurer, si elle est négligée. C'est ce qui arrive trop souvent pour la petite plaie de la saignée, par l'effet de l'extension forcée du bras.

Les plaies par incision doivent être réunies immédiatement, afin que la réunion puisse se faire par première intention.

Les moyens que l'on met en usage à cet effet sont :

1o *La position.* — C'est-à-dire que l'on dispose tellement les parties que les lèvres de la plaie tendent naturellement à se rapprocher.

Ainsi après la saignée on fléchit l'avant-bras sur les bras. Pour une plaie du jarret, on plierait la jambe sur la cuisse ; pour une plaie du genou, on l'étendrait au contraire. Pour une plaie transversale du cou, on abaisserait la tête en avant sur la poitrine ; pour une plaie de la nuque, on redresserait la tête en arrière.

2° On applique des emplâtres agglutinatifs. Le plus employé est le diachylon qu'on taille par bandes dont on colle une extrémité à une certaine distance de la plaie ; on fait passer la bande sur le travers de la plaie, dont on rapproche les bords et on appelle la seconde extrémité à égale distance (ou à peu près) de l'incision. On proportionne le nombre et la longueur des bandes à l'étendue de l'incision.

Pour les très-petites incisions, on emploie le taffetas d'Angleterre.

3° Une bande est souvent nécessaire pour mieux maintenir le contact des bords de la plaie ; on met préalablement une petite compresse. Le bandage suffit quand l'incision est très-peu étendue, et sans qu'il soit besoin de recourir aux emplâtres agglutinatifs. Telles sont ordinairement les plaies de doigts.

4o La suture des bords de la plaie ne s'emploie que pour certaines incisions très-étendues, où les moyens précédents ne pourraient suffire à maintenir les bords de la plaie en contact. Telles sont les grandes incisions du ventre. On en fait aussi usage aux incisions de la face, pour prévenir une cicatrice presque toujours difforme à cause de la mobilité de la peau. Cette suture s'opère au moyen d'aiguilles d'acier courbes, et de fil. C'est la besogne du chirurgien.

On voit que les plaies par incision ne réclament aucun topique : il serait inutile, puisqu'il entraverait la réunion. Tout ce qu'on peut faire, c'est de presser un peu la plaie pour la débarrasser de l'excédant du sang, de la laver au besoin avec de l'eau simple. L'appareil n'est levé qu'au bout de quelques jours.

Les plaies très-étendues, dont on ne peut réunir les bords, doivent nécessairement suppurer. Alors on les panse à plat. On fait un petit gâteau de charpie que l'on enduit de cérat simple, et on en recouvre la plaie ; ou bien on applique sur celle-ci un linge fenestré enduit de cérat, et on applique la charpie dessus.

Une compresse est appliquée sur l'appareil, et une bande maintient le tout. Ce pansement est renouvelé tous les jours.

Si la plaie est blafarde et tarde trop à se cicatriser, on peut substituer au cérat simple le cérat de saturne ou le digestif simple, ou encore l'onguent styrax, ou bien imbiber la charpie avec de l'eau d'Alibourg.

Quand la plaie est presque sèche, on applique dessus de la charpie sèche, parce que les émollients trop prolongés diminuent le ton de la plaie.

Tels sont les vrais principes qui doivent servir de guide dans le traitement des plaies par incision.

Efforts ou tours de reins.

Pour le traitement des efforts, voyez l'eau d'Alibourg.

Engelures.

Aussitôt qu'on commence à sentir un peu de douleur et quelques fourmillements ou élancements dans les doigts soit des mains, soit des pieds, et qu'on s'aperçoit qué ces parties sont un peu rouges et luisantes, il faut, sans perdre de temps, les laver soir et matin avec l'eau suivante :

Eau commune,	500 gr.
Eau vulnéraire spiritueuse,	60
Ammoniaque liquide,	12

Mettez ces trois substances dans une bouteille, agitez afin de mélanger, et tenez exactement bouché.

On verse à chaque pansement la quantité de deux ou trois cuillerées dans une assiette ; on s'en frotte les mains ou les pieds et on met des compresses imbibées de cette même eau.

Lorsque les engelures ont fait de grands progrès (ce qui n'arrive jamais si on emploie de bonne heure notre lotion), on aura recours à la pommade suivante.

Prenez des harengs nouvellement salés, découpez-les par morceaux, et broyez-les dans un mortier ; faites-en une espèce de pâte, que vous mettrez dans un petit pot de terre avec un verre d'huile d'olive ; faites cuire ainsi pendant trois heures à petits bouillons, avec la précaution de remuer de temps en temps et de bien couvrir le pot.

Quand cette décoction sera un peu refroidie, on la passera dans un linge clair, et on exprimera autant qu'on pourra. On obtiendra ainsi une sorte de pommade, dont l'odeur ne sera pas agréable, mais dont les vertus seront bien manifestes.

Usage. — On étend de cette pommade sur un linge ; on couvre ensuite les parties prises d'engelures, après les avoir lavées ou simplement humectées de l'eau ci-dessus indiquée.

Autre.

Baignez pendant trois ou quatre jours la partie atteinte d'engelures dans de l'eau de céleri ou de hièble, puis la garantir du froid.

On est certain d'obtenir une guérison parfaite en moins de quatre à cinq jours d'usage de cette eau, quelle que soit la gravité du mal.

Autre.

Baume noir du Pérou, liquide,   32 gr.
Camphre,   8

Faites dissoudre le camphre dans le baume, et gardez dans un flacon bien bouché pour l'usage.

Le soir, le malade, après avoir bien chauffé la partie prise d'engelures, s'en frottera avec la paume de la main, dans laquelle il aura mis un peu de baume, et la couvrira ensuite d'un linge. Deux ou trois jours suffisent à la guérison, pour les engelures non ulcérées.

Il faut quelques jours de plus pour celles qui sont en suppuration.

L'onguent populéum et le baume de Geneviève sont également bons.

Autre.

Alun de roche,   30 gr.
Vin rouge, un bon verre.

Mêlez le tout ensemble, puis faites bouillir sur le feu, jusqu'à réduction de moitié environ. Deux fois par jour, lavez la partie malade, et pendant la nuit, laissez sur les engelures des compresses imbibées du liquide ainsi préparé.

Nota. — Il faut qu'il n'y ait pas de plaies, c'est-à-dire que les engelures n'aient point encore percé.

Pour les engelures non ulcérées.

Pommade du docteur Brémont :

Opium,   1 gr.
Camphre,   0   50 cent.
Carbonate d'ammoniaque,   1
Acétate de plomb,   2
Axonge,   15

Empoisonnements et contre-poison.

On appelle poison toute substance qui, introduite dans l'économie par une voie quelconque, détermine des accidents graves, même la mort.

On présume qu'il y a empoisonnement lorsque, chez une personne bien portante, on voit, à la suite d'un repas ou de l'ingestion d'une substance quelconque, se manifester des accidents tels que vomissements, douleurs violentes à l'estomac ou dans la région intestinale. D'autres fois, c'est la stupeur ou bien des secousses convulsives des membres.

Pour le traitement, voyez la Médecine domestique, page 105.

Enrouement, Aphonie, Extinction de voix.

Le mot aphonie veut dire privé de voix.

Lorsque l'aphonie est incomplète, et c'est de ce cas dont nous parlons, elle prend le nom d'enrouement, raucité ; altération de la voix, qui perd de sa netteté, devient obscure et basse. Ce phénomène est ordinairement la conséquence d'une maladie du larynx ou de la trachée.

L'aphonie ou la perte de la voix dénote plusieurs choses : 1° une irritation fixée dans le larynx ; 2° une paralysie des organes vocaux ; 3° un état nerveux spasmodique ; 4° une extrême faiblesse, résultat d'une maladie chronique de la poitrine ou du ventre.

Traitement.

Ammoniaque liquide,	10 gouttes.
Sirop d'erysimum,	45 gram.
Infusion de tilleul,	90 gram.

A prendre en une seule fois, lorsque la digestion est faite. Cette potion guérit presque instantanément l'extinction de voix, quelle qu'en soit la cause ; on n'en prend pas plus de trois-fois : une fois le jour, durant trois jours.

Quand l'extinction de voix n'est point l'effet du mercure ou d'une lésion quelconque des cordes vocales, et qu'elle tient à une affection catarrhale, l'usage de la cigarette de camphre et des compresses d'eau sédative autour du cou suffit souvent pour la faire disparaître.

On se trouve bien aussi des gargarismes astringents. L'insufflation de la poudre de tannin dans la gorge, une fois par jour, est aussi très-efficace ; les révulsifs, tels que le thapsia et de petits vésicatoires sur le larynx, produisent aussi de bons résultats, suivant le cas.

Entorses.

Il est un moyen pour guérir les entorses : on l'appelle massage méthodique de la partie gonflée.

Le malade pose son pied sur les genoux de l'opérateur, qui embrasse cet organe avec ses deux mains, de manière que les doigts soient placés sous la plante et les pouces sur le dos du pied, du côté extérieur, c'est-à-dire au-devant de la cheville, là où d'ordinaire existe le gonflement. Alors, sous les pouces préalablement graissés d'huile ou mieux encore de cérat belladoné, on exerce de légères frictions, en remontant doucement et faisant agir les deux pouces l'un après l'autre, comme si on voulait refouler le gonflement derrière la cheville. Ces frictions sont rendues de plus en plus fortes et rapides, et, chose remarquable, les parties d'abord douloureuses s'y habituent promptement et arrivent, au bout de quelques minutes, à supporter des pressions énergiques. En même temps, le gonflement diminue et semble se fondre ; il n'existe plus qu'en arrière de la cheville. On exerce dans la rainure qui sépare celle-ci du tendon d'Achille, de nouvelles frictions de bas en haut jusqu'à l'extrémité inférieure du mollet. Cette petite opération dure un quart d'heure ou demi-heure et peut être répétée le lendemain et le surlendemain, si besoin est ; mais il arrive souvent que, dès le premier jour, le malade peut marcher, et au bout de deux ou trois jours il peut reprendre ses occupations.

Mais ce procédé, quoique bien efficace et habituellement couronné de succès, ne réussit pas toujours ; alors il faut employer les moyens réfrigérants que l'on peut d'ailleurs combiner avec le massage. Le plus simple des réfrigérants est l'eau froide, continuée plusieurs heures en immersion, renouvelée aussi souvent qu'elle s'échauffe.

L'eau blanche, l'eau sédative, l'eau-de-vie camphrée, l'alcool camphré, en compresses constamment mouillées.

Autre.

Prenez un blanc d'œuf, le plus frais possible ; battez-le ; lorsqu'il commence à monter, mêlez-y de la suie de cheminée ou des feuilles de séné (cinq ou six cuillerées); battez ce mélange, étendez-le sur du chanvre, que vous aurez soin d'étirer et de préparer comme on fait pour le mettre sur la quenouille, enveloppez la partie malade avec cet emplâtre, recouvrez le tout d'un linge : deux ou trois jours après, le mal a tout à fait disparu.

Autre.

Couvrez de suite l'articulation d'un cataplasme fait avec de la grande consoude râtissée, imbibée d'huile.

Épilepsie.

L'épilepsie est une des plus anciennes et des plus terribles maladies affligeant l'humanité. Connue dès la plus haute antiquité, elle inspira toujours autant de terreur que de pitié. De là les divers noms qu'elle a reçus : *mal d'Hercule*, parce que les forces de ceux qui en sont atteints semblent doublées pendant la crise ; *mal sacré* ou *divin* (Platon), parce qu'elle lui avait paru un châtiment des dieux ; *mal caduc* (Pline), parce que le malade est terrassé, comme par une massue ; *haut mal, mal comitial, mal de saint Jean.*

Son nom actuel vient d'un verbe grec qui signifie prendre, accabler tout d'un coup, à cause de la soudaineté des attaques.

Encore aujourd'hui, dans notre siècle tant vanté pour ses lumières et si peu pour sa charité, ceux qui en sont atteints inspirent de l'effroi et souvent du dégoût.

Et cependant, qu'est-ce que l'épilepsie, sinon une affection nerveuse portée au maximum d'intensité, ou, pour parler médicalement, une névrose intermittente du cerveau, la reine des névroses, caractérisée par des attaques convulsives ordinairement de peu de durée, survenant en pleine santé, avec perte de connaissance, insensibilité, turgescence rouge ou violette de la face, agitation des membres, contorsion de la bouche et production d'écume entre les lèvres.

Cette névrose du cerveau peut être :

1° *Idiopathique* ou essentielle, c'est-à-dire dépendant d'un trouble fonctionnel inconnu du cerveau, et dont on ne trouve pas la trace ;

2° *Symptomatique,* c'est-à-dire qu'elle reconnaît pour cause, pour origine, une lésion matérielle appréciable, comme une fracture, une difformité du crâne, une tumeur du cerveau.

Cette maladie, l'une des plus terribles d'entre les maladies nerveuses, s'annonce par les signes suivants :

Chute accompagnée d'un cri, avec perte subite et complète de connaissance, écume à la bouche, yeux renversés, mouvements convulsifs, flexion du pouce dans la paume de la main. Après l'accès, état d'hébétude qui ne dure que quelques minutes, mais se renouvelle parfois pendant deux ou trois heures, le malade restant dans un état soporeux. Un intervalle plus ou moins éloigné sépare les attaques.

L'épilepsie récente, accidentelle, celle qui atteint les enfants, est susceptible de guérison ; mais quand elle dure depuis longues années, qu'elle s'accompagne d'idiotisme, elle est incurable.

Traitement. — La présence des vers, et surtout du ténia, produit souvent des attaques d'apparence épileptique. Donc, l'on devra soumettre le malade au traitement vermifuge, et si, par cette médication, on n'obtenait aucun résultat, on pourrait recourir à l'usage du traitement antiépileptique.

Dès le début, lorsque l'épilepsie ne se déclare pas tout

d'un coup, durant quelque temps, et même quelquefois plusieurs années à l'avance, la personne menacée de cette maladie éprouve des étourdissements, des vertiges, reste quelques minutes sans connaissance. Alors il est bon, pour la détourner, de faire prendre les pilules suivantes :

Assa-fœtida,	5 gr.
Extrait de valériane,	5
Extrait de belladone,	0 30 cent.
Oxyde de zinc sublimé,	1
Castoréum pulvérisé,	2

Mêlez et faites une masse parfaitement homogène, divisée en pilules de 1 décigramme.

La première semaine, il est bon de commencer par 3 le matin, 3 à midi et 3 le soir. La seconde semaine, on peut en faire prendre 5 lo matin, 5 à midi et 5 le soir, une heure avant chaque repas.

Autre.

Prenez : Valérianate de zinc,	1 gr.	50 cent.
» de quinine,	1	50
Extrait de gentiane,	3	
» de quinquina,	3	
» de belladone,	0	30 cent.

Faites-en 36 pilules, à prendre 2 chaque jour.

Autre.

Prenez de la racine de valériane sauvage et de pivoine mâle, 20 grammes de chacune ; vous les mettrez en poudre très-fine et vous les mêlerez bien exactement ensemble ; vous prendrez de cette poudre 4 grammes et vous la mettrez dans 4 cuillerées de vin blanc que vous ferez prendre chaque matin à jeun au malade pendant huit ou dix jours.

Pendant ce temps, le malade ne doit se nourrir que de lait. Si ce régime lui donnait une diarrhée ou une constipation, il suffirait pour faire cesser l'une et l'autre, de prendre, dans le premier cas, du riz cuit au lait ; et dans le second, de mettre une cuillerée de miel dans une tasse de lait.

Immédiatement après ces dix jours de traitement, on fait prendre pendant un mois, trois heures avant déjeuner et tous les jours, au malade une des pilules suivantes.

On met 6 grammes de bleu de Prusse pulvérisé et 2 gram. 50 cent. de colomélas dans une quantité suffisante d'extrait de valériane pour en faire 30 pilules de la grosseur d'une fève. Le tout bien mélangé. On doit en prendre une chaque jour, comme il est dit plus haut.

Les pilules du docteur Gélineau sont d'une grande efficacité. — Pour tisane, racine de gentiane, feuilles d'oranger et fleurs de tilleul.

Erysipèle.

L'érysipèle est fréquemment précédé, 24 heures à l'avance, par des frissons, la soif, le défaut d'appétit, une lassitude spontanée, l'accélération du pouls.

L'érysipèle s'annonce par la rougeur et une douleur consistant en un sentiment de chaleur âcre s'accompagnant quelquefois d'un prurit désagréable. Bientôt cette chaleur devient brûlante ; il y a un sentiment de cuisson accompagné de tension.

La peau enflammée se tuméfie, particulièrement sur les limites de l'érysipèle, où l'on sent une sorte de bourrelet.

C'est un signe important et qui aide beaucoup à distinguer l'érysipèle des autres rougeurs circonscrites de la peau.

Traitement. — Le premier soin à donner, quand on a reconnu un érysipèle, c'est de faire vomir le malade. Les purgatifs sont généralement plus en faveur que les vomitifs ; ils enlèvent la fièvre érysipélateuse ; ils diminuent, comme eux, le mal de tête. Cependant les vomitifs sont mieux appropriés au début ; les purgatifs, au contraire, le sont mieux au déclin ; ils sont particulièrement indiqués dans le cas de constipation.

Repos au lit, la tête élevée, modérément couverte ; boissons émollientes tièdes, s'il est en moiteur, telles que infusion de mauves ou de violettes. Quand la moiteur sera passée, il usera de boissons fraîches et tempérantes prises modérément : telles sont l'eau d'orge, la limonade, les sirops légèrement acides, tels que ceux de limon, de groseille, de cerise, étendus d'eau.

Lavements émollients. Si le mal de tête est intense, sinapismes aux jambes ou vésicatoires. Quant aux topiques à employer, nous conseillons seulement l'application de l'axonge nouvellement fondue, ou l'huile d'olive ou d'amandes douces, ou de pommade camphrée. On peut aussi faire quelques lotions d'eau légèrement tiède, avec l'infusion de fleurs de sureau ou de mauve.

Faiblesse de reins.

Faire fondre de la moelle de bœuf dans du vin vieux, tremper un linge et l'appliquer chaud sur les reins, le soir ; continuer pendant quelque temps.

Une bonne nourrice le faisait toujours, lorsqu'elle avait des enfants qui ne pouvaient marcher ni se tenir à cause de grande faiblesse.

Voyez aussi la pommade à la moelle de bœuf qui, dans ce cas, est d'une grande efficacité. Pour fortifier l'intérieur, faire usage de l'huile de foie de morue.

Fétidité de l'haleine.

Prenez : Chocolat ou café en poudre,	60 gr.
Charbon végétal pulvérisé,	30 »
Sucre en poudre,	30 »
Vanille,	4 »

Ajoutez du mucilage de gomme en quantité suffisante pour faire une pâte que vous divisez en pastilles, d'un gramme chacune.

On en prend six à huit par jour.

De la fièvre.

On appelle fièvre ou état fébrile (ou bien *pirexie*) un trouble de la santé que l'on reconnaît par les caractères suivants.

Les caractères de la fièvre qui peuvent la faire connaître sont au nombre de six.

1° Un malaise général, précédé de frissons et accompagné de douleur ou de pesanteur de tête ; 2° courbature ; 3° dégoût pour les aliments ; 4° soif plus ou moins vive ; 5° chaleur brûlante et très-pénible à la peau ; 6° accélération du pouls.

On connaît l'accélération du pouls en interrogeant les battements des artères.

Les artères que l'on interroge le plus habituellement sont celles situées peu profondément, aux tempes, au cou ; mais c'est à peu près exclusivement l'artère qui passe au poignet que l'on interroge.

Cette interrogation s'appelle vulgairement tâter le pouls.

On distingue plusieurs sortes de fièvres : 1° fièvres intermittentes simples ; 2° fièvres intermittentes pernicieuses ; 3° fièvres rémittentes ou pseudo-continues ; 4° fièvres typhoïdes ; 5° fièvres éphémères ; 6° fièvres symptomatiques ; 7° fièvres éruptives ; 8° fièvres larvées ou masquées.

On donne le nom de fièvre intermittente à une fièvre qui apparaît et disparaît successivement à des intervalles plus ou moins rapprochés, et entre lesquels il n'existe aucune trace de mouvements fébriles. On lui a donné, à cause de ses retours successifs, le nom de fièvre d'accès ; on l'appelle aussi fièvre périodique.

La fièvre intermittente vraie est partagée en trois périodes ou stades :

1re période, stade de froid : Ce stade, dans lequel le frisson est plus ou moins violent, dure de quinze ou vingt minutes à une ou deux heures, rarement davantage.

2e période, stade de chaleur ou de réaction : Un mouvement en sens inverse s'opère : le froid diminue, et il est remplacé plus ou moins promptement par une chaleur souvent sèche, brûlante ; la peau se colore, l'amaigrissement fait place à une sorte de gonflement, le pouls est plein et dur, la tête est douloureuse, la soif vive.

Ce stade dure de une à deux ou trois heures, rarement plus.

3ᵉ période, stade de sueur ou de crise : La peau s'humecte, et bientôt une transpiration, quelquefois aussi abondante que dans la suette, se déclare.

Il se fait une véritable détente ; les accidents se calment, le pouls est plein et large ; et des urines rouges, laissant déposer une matière épaisse et couleur de brique, annoncent la fin de l'accès, dont la durée totale a été de trois, quatre, cinq ou six heures, quelquefois plus, rarement moins.

L'époque du retour des accès constitue les différents types et les diverses sortes de fièvres.

S'il en vient un tous les jours, c'est le type quotidien (*fièvre quotidienne*) ; s'il vient tous les deux jours, le type tierce (*fièvre tierce*) ; s'il vient tous les trois jours, le type quarte (*fièvre quarte*) ; très-rarement les intervalles sont plus éloignés (*fièvre quintane et sextane*).

Traitement. — Il n'existe contre les fièvres qu'un remède certain, autant qu'on peut appliquer le mot certitude au remède le plus efficace ; mais enfin ce remède guérit dans la grande majorité des cas : c'est le quinquina ou son alcali, la quinine.

Il en existe bien encore un presque aussi certain, disent ceux (en très-grand nombre) qui l'ont employé ; mais il porte un nom terrible : c'est l'arsenic, et il ne doit jamais être employé sans l'ordre du médecin,

Les soins à donner pendant l'accès sont :

1er *stade*. — Quand le frisson commence à se faire sentir, le malade doit se coucher dans un lit bassiné et se tenir chaudement couvert ; il boira quelques tasses d'une infusion chaude de tilleul, ou de camomille, ou de sauge, ou de thé, ou toute autre plante aromatique.

On parvient quelquefois ainsi à diminuer la longueur et la violence du stade de froid.

2e *stade*. — Quand la réaction se déclare, on débarrasse le malade de ses couvertures. Au lieu de tisanes chaudes, ce sont les boissons rafraîchissantes qui conviennent : la limonade, la solution de sirop de cerise, de groseille, d'orgeat, de vinaigre, même de l'eau pure, si le malade en désire, à condition de n'en boire que par petites tasses.

3e *stade*. — Pendant la sueur, on n'a pas besoin de couvrir beaucoup le malade, de le couvrir autant, par exemple, que pendant le stade de froid ; il faut seulement éviter qu'il ne se refroidisse ; on revient aux boissons, sinon chaudes, du moins tièdes. Si la sueur est très-abondante, on peut, on doit même, changer le malade de linge, avec de grandes précautions et pendant le cours même de la transpiration. Enfin, si le malade est très-épuisé, on relèvera ses forces avec quelques cuillerées de vin vieux ou de bouillon.

Soins pendant les intervalles. — On administre les médicaments destinés à détruire la fièvre, et que, pour cette raison, on nomme *fébrifuges*. Les moyens et le mode d'administration diffèrent, suivant que la fièvre est simple, bénigne ou pernicieuse.

Traitement. — Il est certain que beaucoup de fièvres guérissent, les unes d'elles-mêmes, d'autres, par des moyens divers, tels qu'un vomitif, des amers. Ce sont surtout les fièvres printanières, celles qui ne sont pas nées sous l'influence prolongée des effluves marécageux qui sont dans ces cas.

Nous allons donc dire à quels moyens on les voit céder fréquemment. Voici plusieurs moyens qui se présentent :

1° *Changement de lieu.* — Le simple changement de lieu guérit un grand nombre de ces fièvres.

2° *Vomitifs.* — Le vomitif fait cesser également beaucoup de fièvres. Il agit de beaucoup de façons : 1° il produit une secousse, une perturbation nerveuse, d'un effet ordinairement favorable dans une maladie telle que la fièvre où l'élément nerveux prédomine ; 2° il provoque une sudation qui est toujours favorable ; 3° il nettoie les voies digestives ordinairement embarrassées, ainsi que le démontre la fréquence de l'enduit blanchâtre ou jaunâtre de la langue. L'emploi du vomitif est d'ailleurs un excellent prélude à celui de la quinine ; c'est quelquefois un prélude nécessaire ; s'il s'agit d'un homme sanguin, très-vigoureux, que le mal de tête soit violent, avec rougeur à la face, persistant dans les intervalles, une saignée ou du moins application de dix, douze, quinze ou vingt sangsues est tout à fait indiquée. Si l'on ne peut y avoir recours, une bouteille d'eau de sedlitz pourra, jusqu'à un certain point, y suppléer, surtout s'il y a de la constipation. Le sujet étant ainsi préparé, on passe à l'administration du fébrifuge.

Le remède par excellence est, comme nous l'avons dit,

le quinquina ou mieux le sulfate de quinine, qui n'est autre chose que la partie active du quinquina.

Le sulfate de quinine s'administre à des doses différentes suivant l'âge du sujet, la gravité, l'ancienneté du mal.

La dose du sulfate de quinine à prendre est, pour un adulte, de 1 gramme partagé, pour la commodité de l'administration, en quatre paquets ou en quatre pilules ; le tout à prendre dans un très-court intervalle de temps : un paquet ou une pilule de deux heures en deux heures ; mais alors il est mieux de faire ces pilules avec du sirop et non avec de la gomme, parce que la gomme au bout d'un certain temps acquiert une telle dureté, que la pilule peut traverser les voies digestives sans être dissoute. Pour les personnes qui ne peuvent pas avaler les pilules on fait dissoudre la quinine dans l'eau ; mais comme le sulfate de quinine n'est pas soluble dans l'eau et qu'il ne ferait que s'y délayer, il faut y ajouter deux ou trois gouttes d'acide sulfurique ou d'eau de Rabel.

Alors le médicament se dissout comme le ferait du sucre : cette solution se prend en deux ou trois fois, à deux ou trois heures d'intervalle. Pour un enfant de trois à quatre ans, la dose est de cinq à vingt-cinq centigrammes ; de cinq à dix ans, la dose est de vingt à trente centigrammes.

Pour les enfants qui se refusent obstinément à prendre la quinine, on peut employer cette dernière en lavement; elle agit tout aussi efficacement s'il est bien gardé.

A cet effet, on la dissout dans une très-petite quantité d'eau : un demi-verre par exemple. Il est bon d'en administrer auparavant un grand pour vider l'intestin.

La poudre de quinquina se prend à la dose de huit à quinze grammes (suivant l'ancienneté de la fièvre) en une seule fois, ou du moins à des intervalles très-rapprochés,c'es-t-àdire dans l'espace d'une ou deux heures au plus.

Le sulfate de quinine comme le quinquina doit toujours être donné le plus loin possible de l'accès que l'on attend.

C'est donc à la fin du paroxysme qu'il faut le prendre, surtout lorsqu'il s'agit d'une fièvre quotidienne. Ce n'est pas qu'il soit sans effet administré à des intervalles moins éloignés ; mais il ne coupe plus aussi sûrement la fièvre ; il ne fait que reculer ou diminuer l'accès suivant.

La poudre de quinquina se délaye dans du sirop ou dans du vieux vin, ou même dans de la bière. L'amertume de cette dernière couvre assez bien celle du quinquina au vin vieux.

Dans les cas simples ordinaires, quand la fièvre est récente ou même quand elle est ancienne et que, chose rare, elle a résisté au quinquina, il est permis d'avoir recours à certaines médications composées surtout de substances amères, telles sont l'écorce de *saule blanc :* on peut le faire prendre en poudre à la dose de quatre, six ou huit grammes (suivant l'âge ou la force du sujet) délayée dans une tasse de tisane quelconque, d'eau sucrée, de café très-léger, etc., de quatre en quatre heures. La poudre de *baies d'Alkékenge* à la dose de quatre grammes donnée quatre fois par jour également délayée dans de l'eau ou du vin. (On peut le prendre même au moment de l'accès.)

La décoction de *benoite* est aussi bonne pour la fièvre, La racine de gentiane, la petite centaurée, la germandrée s'emploient également.

On a plusieurs fois aussi coupé les accès d'une fièvre intermittente avec une tasse de café (*trente grammes de café*) dans laquelle on ajoutait le jus d'un citron.

Quand la fièvre est subintrante, c'est-à-dire si un accès débute avant que le précédent soit complétement achevé, il faut donner le sulfate de quinine pendant l'accès actuel au début de la période de chaleur. Même chose serait à faire dans le cas de fièvre double quotidienne. Il n'y a, du reste, pas d'inconvénient à donner la quinine pendant un accès, si ce n'est dans le stade du froid, parce qu'on s'expose à ce qu'il soit vomi.

La fièvre une fois coupée, il faut continuer l'emploi du remède à la même dose pendant quelque temps : de trois en quatre jours pour les fièvres quotidiennes ; de six à huit jours, pour les fièvres tierces ; de dix à douze, pour les fièvres quartes ; aux mêmes jours et aux mêmes heures où on l'administrait quand on voulait arrêter les accès. Si l'on néglige de prendre cette précaution, on s'expose à voir récidiver les accès, surtout si le mal est ancien.

Lorsqu'après la guérison de la fièvre, il reste des engorgements de la rate, des hydropisies, une teinte jaune de la face, ces accidents sont combattus par les tisanes amères de petite centaurée ou de gentiane, l'eau ferrée ou même les pilules ferrugineuses de Vallet ; les dragées de fer de Gélis et Conté, plus douces encore à l'estomac ; les frictions sèches ou aromatiques sur les membres, les purgatifs salins (*eau de sedlitz*) administrés de temps en temps, etc. Mais le meilleur remède, c'est de changer d'air, d'aller dans une contrée sèche et salubre.

Autres remèdes.

Prenez 40 grammes de bouts de branches de lilas blanc, coupés par morceaux, et autant de racine de persil; faites bouillir cela dans un litre de vin blanc jusqu'à réduction d'un tiers; ensuite prenez et passez cette décoction en deux fois : le matin à jeun, quelques heures avant l'accès et le jour qu'on ne l'a pas.

Pour un enfant, la moitié de la dose suffit ; si l'on n'a pas de vin blanc, on le fait bouillir dans l'eau.

Il faut observer que la personne doit s'abstenir de lait et de toute crudité pendant quelques jours; et prendre du bouillon gras et de la viande.

Autre pour couper la fièvre et pour purger.

Mettez infuser dans 4 litres d'eau :

1º Une poignée de lilas bout des branches et feuilles.
2º Pêcher, feuilles ;
3º Feurs de camomille ;
4º Fleurs de centaurée (*sommités*).
5º Chicorée, feuilles ;
6º Deux ou trois feuilles de laurier cerise. Après 24 heures d'infusion, passez et faites prendre un verre matin et soir. Un litre suffit ordinairement ; si la fièvre ne cède pas, faites-en prendre un autre litre, et la fièvre sera coupée.

Ce remède est une excellente purgation. Il faut avoir soin de faire provision de ces plantes à la saison, on les fait sécher et on les conserve pour l'usage. Au lieu d'eau on peut faire macérer ces plantes dans du vin blanc. Lorsqu'elles sont macérées dans l'eau, on y ajoute 60 grammes d'eau-de-vie par litre d'eau, alors cette tisane se conserve mieux et fait plus de bien.

Autre.

Faire bouillir une bonne poignée de seneçon dans une grande tasse d'eau, et la prendre pendant le moment de la fièvre durant trois jours.

Lorsque la fièvre revient après l'avoir coupée.

Bon vin rouge   1 litre.
Poudre de quinquina jaune 60 gram.

On met la poudre avec le vin, et il faut avoir soin d'agiter le mélange chaque fois qu'on en prend afin d'avaler la poussière.

Si on le trouve trouve trop fort, on peut sucrer à volonté. On en prend deux fois par jour. Deux bonnes cuillerées à bouche, chaque fois.

Fièvre lente, reste de maladie.

Faites prendre durant trois jours deux doses, matin et soir, à deux heures d'intervalle, de la composition suivante.

Poudre de quinquina jaune royal, 4 grammes ; délayez avec du sirop simple ou de gomme ; ajoutez 40 grammes de bon vin rouge ou blanc. Cette dose n'est que pour une seule fois,

Fièvres pernicieuses.

On donne le nom de pernicieuses aux fièvres intermittentes qui, en raison de leur gravité et de leur marche
rapide, peuvent se terminer par la mort dans le cours de
quelques-uns des premiers accès.

Il y a plusieurs espèces de fièvres pernicieuses ; quelques-unes sont caractérisées par un ensemble de symptômes graves, sans prédominance marquée d'aucun d'eux.

Ainsi, à chaque accès la physionomie s'altère profondément ; il y a prostration extrême ; le pouls est petit, irrégulier, l'intelligence obtuse et la langue sèche. Mais le
plus ordinairement il existe quelque symptôme prédominant qui appelle l'attention et constitue tout le danger de
la maladie.

La fièvre emprunte alors son nom à ce caractère. Nous
allons signaler les plus communes ; car il est de la plus
haute importance de les reconnaître dès le premier accès
afin de les couper à temps.

1° *Fièvre pernicieuse algide* ; 2° *fièvre diaphorétique* ;
3° *fièvre comateuse* ; 4° *fièvre délirante.*

On appelle fièvre pernicieuse *algide*, la fièvre rendue
pernicieuse par l'exagération du stade de froid. Le froid
est général, intense, et cependant le plus souvent les malades n'en ont pas conscience ; ils se bornent à se plain-
dre, mais leur face a l'aspect cadavéreux, l'agitation extrême, la soif vive, l'haleine froide, la voix éteinte, le
pouls petit, fréquent, d'autres fois rare. L'intelligence reste
intacte au milieu de ce désordre. Cette variété de fièvre
pernicieuse peut tuer dès le premier accès.

La fièvre pernicieuse *diaphorétique* est une fièvre dont l'élément pernicieux consiste dans l'exagération du stade de sueur, elle est fort insidieuse.

Les stades de froid et de chaleur sont comme dans une intermittence bénigne, et lorsque le stade de sueur commence, les malades se sentent soulagés ; mais bientôt la sueur devient tellement excessive qu'elle pénètre toutes les parties du lit. Alors le froid survient, les forces s'épuisent, le pouls est d'une petitesse extrême, mais l'intelligence reste dans son intégrité. Si la mort n'a pas lieu dès le premier accès, elle est presque inévitable au second.

La fièvre *pernicieuse comateuse* est encore appelée *soporeuse, léthargique, carotique, apoplectique* ; elle est une des plus communes.

Elle est caractérisée par un assoupissement qui varie depuis la simple somnolence jusqu'à la léthargie, ou l'état de mort apparent.

Il s'établit au premier ou au deuxième stade. Le malade succombe rarement dès les premiers accès ; c'est ordinairement au troisième ou au quatrième que la mort a lieu.

La fièvre pernicieuse *délirante* est caractérisée par un délire violent qui débute communément au deuxième stade et diminue au troisième. La mort peut survenir brusquement pendant le délire, ou bien les malades tombent dans un état apoplectique et succombent dans une sorte d'insensibilité.

La marche de ces fièvres est très-rapide. Dans toutes, le péril augmente avec le nombre des accès. Ceux-ci croissent ordinairement en longueur à mesure qu'ils se renouvellent, de sorte qu'ils deviennent parfois subintrants, c'est-à-dire, que l'un se prolongeant démesurément et le suivant arrivant à l'heure de son type ou même avant, les deux accès se touchent. Il arrive assez souvent que la fièvre continue et n'en est que plus grave pour cela. Lorsque l'on ne fait rien pour prévenir le retour des accès, presque tous les malades succombent au troisième ou au quatrième, beaucoup aussi meurent au second et même au premier. Les fièvres pernicieuses changent aussi de forme d'un accès à l'autre, ou bien il y a association de deux ou trois symptômes pernicieux.

Traitement. — Ce que nous avons dit de l'extrême danger des fièvres pernicieuses, indique assez combien il est urgent de les traiter.

C'est ici surtout qu'apparaît l'impuissance de la nature et le triomphe de la médecine, mais de la médecine prompte, énergique et bien faite. Il faut aller droit au quinquina, ou mieux au sulfate de quinine, parce qu'il est d'une administration plus facile et d'une action plus rapide. On n'attendra pas la terminaison de l'accès comme dans les fièvres simples; mais on l'administrera au déclin de celui-ci, et même dans son cours ou à son commencement; si l'on est déjà au deuxième, et même au troisième accès, ou bien si l'on soupçonne le péril au premier accès. Or, on a toujours le droit d'être soupçonneux dans les pays et les saisons à fièvres.

Le danger de donner la quinine mal à propos n'est d'ailleurs pas, à beaucoup près, aussi grand que celui de laisser arriver un accès pernicieux sans l'avoir donné.

Nous avons dit, à propos de la fièvre simple, qu'il valait mieux donner le spécifique en une fois qu'à doses fractionnées et éloignées.

Ce qui n'était pour lors que de conseil, en quelque sorte, est ici de précepte rigoureux : il s'agit de frapper sur la fièvre à grands coups, à coups redoublés. La quinine doit, en outre, être donnée à bien plus grande dose que dans les fièvres bénignes. On en fait avaler de suite de 1 à 2 grammes. En même temps, de peur qu'elle soit vomie ou qu'elle passe sans être absorbée, ce qui laisserait le malade sans défense, on donne une quantité double de quinine, c'est-à-dire 2 à 4 grammes, dans un quart de lavement d'eau tiède.

Pour que ce lavement soit gardé, on aura dû le faire précéder d'un grand lavement, afin de vider l'intestin. Ce n'est pas tout : il se pourrait que, dans le trouble que cause la fièvre, l'intestin fût aussi rebelle à l'absorption que l'estomac, et il est des formes de fièvres, d'ailleurs, où la quinine est rejetée, comme dans la cholérique et la dyssentérique. On incorpore 2 ou 3 grammes de sulfate de quinine dans de l'axonge ou du saindoux, puis on applique cette pommade dans les aines et les aisselles où l'absorption est assez active.

Cette absorption peut même faire défaut ou être insuffisante. Si le péril est extrême, il faut enlever l'épiderme au moyen d'un vésicatoire extemporané, et appliquer la quinine sur la peau dénudée. On doit pendant l'accès s'efforcer de calmer la plus grande violence du symptôme pernicieux par les moyens appropriés à sa nature. Si le malade est en proie à une douleur violente qui brise ses forces, on lui donne une préparation d'opium, soit le sirop d'opium ou le sirop de pavot blanc *(diacode)* aux doses de 20 à 30 grammes et même graduellement jusqu'à 45 ou 60. Ces doses répondent à 5 ou dix centigr. d'extrait d'opium.

Une décoction d'une ou deux têtes de pavot par la bouche ou en lavement remplirait le même but. L'opium est particulièrement indiqué dans les formes cholériques et dyssentériques ; il est au contraire contre-indiqué dans la forme où le symptôme pernicieux est l'assoupissement. Si le malade est dans la prostration, on lui donne des cordiaux, tels que le vin d'Espagne ou de Madère ou du vin chaud sucré, des infusions aromatiques chaudes, de l'éther dans de l'eau sucrée. Ce sont surtout les formes algide et diaphorétique qui réclament l'emploi des cordiaux. Dans les fièvres comateuse, apoplectique et délirante, on promènera des sinapismes, on frottera même le malade avec des orties.

Fraîcheurs.

Prenez : une poignée de son,
une poignée d'avoine,
une poignée de verveine,
une poignée de fleurs de sureau.

Fricassez le tout dans une poêle avec du vinaigre. Mettez dans un sachet et appliquez bien chaud.

On laisse le sachet appliqué pendant une heure ou deux. Sous cette application la peau rougit ; souvent de petits boutons apparaissent, et la douleur rhumatismale causée par ces refroidissements que l'on nomme fraîcheurs, disparaît d'ordinaire sous l'efficace action d'un remède si simple à préparer.

Clous ou Furoncles.

Cataplasmes émollients et calmants, incision ; panser, soit avec du papier Fayard ou de l'onguent divin ou un autre onguent suppuratif.

Fluxion de poitrine.

Deux maladies sont souvent confondues sous le nom de fluxion de poitrine : la pneumonie et la pleurésie.

La pneumonie est l'inflammation, non des bronches, mais du poumon lui-même, et souvent des bronches tout à la fois. La pneumonie, à moins qu'elle ne soit le résultat d'une complication de toute autre maladie, se contracte ordinairement comme la pleurésie dans les mêmes circonstances que la bronchite ou rhume simple.

Un refroidissement brusque, un arrêt de la transpiration , etc. : aussi est-il fréquent de voir les trois lésions se produire à la fois chez le même sujet.

La pleurésie est l'état inflammatoire , non plus des bronches ni des poumons, mais bien de la plèvre qui est la membrane séreuse ou tunique mince qui enveloppe les poumons et tapisse les parois du thorax ; mais il y a souvent pneumonie et pleurésie à la fois, et même assez souvent bronchite. Il ne faut pas confondre la pneumonie et la pleurésie avec la pleurodynie qui n'est qu'un état rhumatismal ou névralgique et dont l'élément principal est la douleur.

Dans la bronchite, la fièvre est moins forte, les accidents sont moins graves ; tandis que dans la pneumonie et dans la pleurésie, la maladie débate par des frissons intenses :

bientôt survient un rhume accompagné d'une douleur au
côté. Dans la pleurésie la toux est sèche, fatigante et
exaspère la douleur; dans la pneumonie, la toux est grasse
et amène des crachats sanguinolents.

Dans la pleurodynie, ou simple douleur de côté de nature rhumatismale ou névralgique, il y a très-rarement de
la fièvre; le malade ne tousse pas; en pressant sur le
point sensible on augmente la douleur beaucoup plus que
dans la pleurésie; le moindre mouvement du bras correspondant exaspère la pleurodynie et non le point pleu-
rétique, le malade ne peut se coucher sur le point affecté,
et c'est le contraire dans la pleurésie. Mais le principal
caractère de celle-ci, c'est qu'elle n'est accompagnée d'aucun autre accident ni de fièvre.

Traitement. — La pleurodynie ne tarde pas à disparaître par des moyens fort simples, tels que l'application
de sinapismes ou de cataplasmes sinapisés, ou seulement
avec des cataplasmes chauds préparés avec une décoction
de têtes de pavots ou arrosés de laudanum.

2° Faire des onctions avec la pommade de datura
stramonium ou de belladone en recouvrant d'une pièce de
laine. Quand la douleur résiste, on fait une application de
ventouses, secondée par le séjour au lit et par des boissons tièdes légèrement sudorifiques (violette, tilleul,
bourrache), ou enfin on applique un large vésicatoire sur
le point douloureux.

Traitement de la pneumonie et de la pleurésie.

Dès que l'on a constaté par les signes indiqués une
fluxion de poitrine, il faut mettre le malade à la diète, lui

faire boire chaud une infusion de tilleul et de feuilles d'oranger ou de bourrache ou de violettes ; tâcher de le faire suer et avoir grand soin qu'il ne se refroidisse pas.

On peut aussi lui faire boire quelques cuillerées d'eau de menthe très-forte (chaude), sucrée à volonté ; si l'on peut parvenir à faire suer le malade, il sera promptement guéri ; si, avec ces simples moyens, on ne peut faire suer, on peut prendre la potion suivante :

Prenez : un verre d'huile d'olive,
un verre de vin rouge (vieux),
un verre d'eau de fontaine.

Faites réduire par l'ébullition à un verre, et faites prendre cette potion en trois différentes fois à un quart d'heure d'intervalle.

Tenez le malade bien couvert. On peut sucrer cette potion ; faites boire chaud.

Autre.

Donnez à boire une infusion légère de feuilles de buis ; couvrez bien le malade pour le faire suer et ayez grand soin qu'il ne se refroidisse. Faites-lui prendre un verre d'huile d'olive tiède, chauffée au bain-marie ; le malade boira ce verre préparé ainsi, en trois ou quatre reprises, dans l'espace d'un quart d'heure ou vingt minutes, en ayant soin qu'il se tienne toujours chaud. Vingt-quatre heures après avoir pris cette dose, il recommencera de la même manière ; et après avoir fait cela trois ou quatre jours, il sera guéri.

Quand, après avoir employé, ces moyens on ne réussit pas à faire avorter la pneumonie ou la pleurésie qui constituent des maladies toujours graves, nous conseillons d'appeler au plus tôt le médecin ; seulement en attendant son arrivée, le malade devra être couché chaudement et prendre les plus grandes précautions pour éviter tout refroidissement, non-seulement du corps, mais encore de l'air qu'il respire.

Pour boisson, infusion chaude de guimauve (*fleurs ou racine*) ou de violettes ou de bourrache.

On applique aux jambes des sinapismes qu'on change de place de temps en temps, surtout si le mal de tête est intense. Si le malade n'a pas été du ventre de vingt-quatre heures, lavements purgatifs, diète absolue. S'il était impossible d'avoir recours au médecin, comme le succès du traitement dépend surtout de la rapidité avec laquelle les secours ont été administrés, il ne faut pas craindre, aussitôt qu'on a constaté, par les signes précédents, l'existence d'une pneumonie, de recourir immédiatement à la saignée et même de la répéter le soir ou le lendemain si les forces ou l'état du malade le permettent. Pour la pleurésie on applique de préférence les sangsues. Si le point douloureux persiste, on applique un vésicatoire au côté et sur la poitrine. On administre, pour favoriser l'expectoration, des loochs ou des potions kermétisées, des tisanes pectorales ; s'il y a constipation, on donne des lavements émollients et purgatifs.

Après la saignée ou les sangsues s'il y a eu lieu, il faut couvrir le malade de vésicatoires, soit sur le côté, sur la poitrine et entre les épaules.

La diète absolue est de rigueur. La durée de cette inflammation est généralement régulière.

Elle est de sept, quatorze, rarement de plus de plus de

vingt-un jours, à moins qu'elle ne passe à l'état chronique. Quand la maladie doit se terminer favorablement,
tous les phénomènes décroissent, l'expectoration devient
facile, d'un blanc jaunâtre, la toux diminue ainsi que la
fièvre ; le point de côté disparaît. Dans le cas contraire,
la suffocation fait des progrès, ou bien si les poumons pas-
sent à la suppuration, la fièvre et la plupart des symptômes persistent, et le malade succombe après un temps
plus ou moins long. Pour la pleurésie, le traitement est à
peu près le même.

Gale.

Prenez une poignée de seconde écorce de Bourdaine
(*Bougène*) fraîche ; faites-la bouillir dix minutes dans
250 grammes de lait de vache frais. Puis avec cette
écorce trempée dans le lait, frictionnez les parties atteintes
de gale, particulièrement aux articulations.

Nota. Au lieu de linge, on trempe l'écorce qui a
bouilli dans le lait ; pour se frictionner il faut faire la
décoction tous les jours au moment de s'en servir, afin
qu'elle soit chaude quand on se frictionne, et l'on répète
cette opération tous les soirs pendant neuf jours ; on la
fait au moment de se coucher. Le dixième jour, on se
lave avec du lait frais sans être bouilli, puis, si on le peut,
on prend un bain, on change de linge, et l'on se trouve
ordinairement guéri.

Pommade d'Helmerich pour la gale.

Fleur de soufre   200 grammes.
Carbonate de potasse 100   »

Eau,   50 grammes.
Axonge,   800   »

On dissout le carbonate de potasse dans l'eau, on filtre la liqueur, et on l'incorpore à l'axonge en même temps que le soufre.

On prend un bain simple, puis on se frictionne immédiatement après le bain, de la tête au pied, et particulièrement où se trouve la gale. Le second jour, on se frictionne de nouveau, puis on prend un bain simple ; ordinairement on est guéri après ces deux frictions ; ensuite on prend un bain de propreté, et tout est fini.

Autre.

Huile d'olive,   125 grammes.
Beurre frais,   125   »
Feuilles de laurier rose, une bonne poignée.

On incise les feuilles, on les met digérer 24 heures au bain-marie ou sur la cendre chaude, on passe et on forme un onguent. On se frictionne soir et matin, et on ne change de vêtement que lorsque la maladie a disparu. On fera bien de boire, pendant le traitement, de la tisane de racine de patience et de douce-amère.

Autre.

On prend une tuile neuve, on la pile et on tamise cette poudre et 250 grammes de soufre.

On le met dans du fort vinaigre pour en faire une pâte en consistance de pommade. On se frotte avec cet onguent partout où il y a des boutons. On se frotte pendant deux soirs, et l'on est ordinairement guéri. On se lave avec de l'eau de savon, puis on prend deux ou trois bains de Baréges, si on le peut, ou tout simplement avec du sel ordinaire.

Gangrène.

La gangrène, ou l'extinction totale de la vie dans une partie du corps, peut être le résultat d'une inflammation violente, ainsi que nous l'avons plusieurs fois constaté.

Elle s'annonce par la privation absolue de la sensibilité, du mouvement, de la chaleur naturelle, avec un changement de couleur et de consistance plus ou moins apparent et un dégagement de gaz fétides.

Ces signes ne suffisent pas toujours cependant pour affirmer l'existence de la gangrène, et l'on ne peut être bien certain de son existence que lorsque la putréfaction commence à s'établir. La couleur des parties gangrenées est très-variable. Le plus souvent elles sont grisâtres ou noirâtres ; quelquefois elles sont blanches d'abord. Cet accident s'accompagne d'ailleurs, pour peu que la désorganisation soit étendue, de troubles graves dans les fonctions, fréquence et faiblesse du pouls, gêne de la respiration ; soif, envie de vomir, ballonnement du ventre ; fétidité des selles ; pâleur jaune de la peau ; sueurs froides et visqueuses, abattement, délire.

On juge que la gangrène est sur le point de s'arrêter, quand on voit se former à la circonférence des escarres un cercle inflammatoire d'un rouge vif. On doit craindre, au contraire, qu'elle ne fasse des progrès quand, autour des parties mortifiées, on voit se former de nouvelles phlyctènes brunâtres ou le gonflement s'étendre. Laver la plaie avec de l'eau alcoolisée ou phéniquée, et mettre des compresses de cette eau sur la plaie. L'on peut aussi se servir, pour laver la plaie et ses alentours et pour injecter dans la plaie si le mal a creusé, de l'eau iodée dans laquelle on aura mis 7 grammes de teinture d'iode pour 500 grammes d'eau.

Pommade pour la gangrène et toute espèce de mauvais maux.

Prenez une bonne poignée de persil, exprimez-en le jus.

Graisse douce (axonge),	100 grammes.
Poudre de quinquina,	10 »
Extrait de saturne,	6 gouttes.

Mélangez ces substances à froid et faites une pommade que vous mettrez sur le mal matin et soir.

Poudre pour arrêter la gangrène.

Prenez poudre de quinquina, 10 grammes.
    —   camphre, 10 »
    — charbon végétal, 10 »

Mêlez et mettez sur la plaie matin et soir. Le baume de Geneviève est aussi très-efficace.

La pommade camphrée, saupoudrée de la poudre com-

posée ci-dessus, est aussi employée avec succès, ainsi que la pommade aux gerçures de notre formulaire.

Gastralgie.

Les douleurs d'estomac sont ce qui constitue, à proprement parler, la gastralgie.

Il est rare que les gens affectés de ces douleurs ne soient pas sujets également aux douleurs, aux aigreurs, tandis qu'on peut être sujet à ces dernières sans souffrir précisément de l'estomac. Les personnes atteintes de gastralgie complète sont plus tourmentées que celles atteintes de simples aigreurs ; elles ont souvent des vomissements opiniâtres, elles digèrent difficilement, elles éprouvent des douleurs, variant depuis la simple pesanteur, jusqu'aux crampes les plus douloureuses. Les aigreurs, chez celles qui les éprouvent, devront être traitées par les remèdes alcalins, indiqués à la page 8.

La plupart du temps, les douleurs sont merveilleusement enlevées par les narcotiques, par l'opium et la belladone.

Voici une formule de pilules qui réussissent très-bien :

Extrait de belladone,   20 centig.
Hydrochlorate de morphine,   5   »

Mêlez très-exactement et divisez en 20 pilules. Quand la douleur arrive, que l'on soit à jeun, à table ou en état de digestion, on prend une de ces pilules.

Si la douleur ne s'est pas calmée au bout d'une demi-heure, on en prend une seconde, et même, au besoin, une troisième. On s'en tient là ; il est bien rare qu'on ne soit pas soulagé.

Quand les douleurs reviennent dans des circonstances à peu près fixes, et qu'on peut prévoir, comme à certaines époques de la digestion, on prend également de ces pilules pour les prévenir ; on peut aussi en prendre une, matin et soir, comme moyen préservatif ; mais on ne devra guère en prendre plus de trois en un seul jour, autrement on courrait risque de provoquer l'assoupissement.

Deuxième remède. — Extrait aqueux thébaïque (ou d'opium), 1 gramme pour trente pilules, une matin et soir, comme ci-dessus.

On en donne ordinairement une matin et soir, une ou deux heures avant les repas, ou trois à quatre heures après, et surtout au moment où l'on souffre davantage.

Troisième remède. — Pour faire cesser les douleurs qui sont presque toujours déterminées par les acides ou de la bile contenue dans l'estomac, rien n'est meilleur que de manger tous les matins à jeun une tranche de pain bien cuit sur laquelle on étend du beurre bien frais : cela fait cesser les douleurs d'entrailles, les vertiges, le mal de tête, et rétablit les forces abattues qui en sont les conséquences. Ce régime convient, comme préservatif, en temps d'épidémie.

Potion pour calmer les douleurs d'estomac.

Eau de laitue distillée,	90 gr.
Huile d'amandes douces,	15
Chloroforme,	18 gouttes.

Mêlez. A prendre par cuillerées d'heure en heure, dans les douleurs d'estomac.

Autre.

Ether sulfurique,	20 gr.
Essence de térébenthine,	10

Mêlez. A prendre de cinq à dix gouttes, matin et soir, dans une tasse d'eau sucrée.

Goître.

Le goître peut être héréditaire ; il affecte de préférence les individus faibles et lymphatiques.

Les femmes y sont plus sujettes que les hommes.

Le traitement du goître est des plus simples et des plus efficaces lorsque le sujet est jeune et qu'il a moins de vingt ans surtout.

1º Prendre, matin et soir, dans une tasse de café de gland doux, ou tout simplement dans un verre d'eau sucrée chaque fois quatre gouttes de teinture d'iode.

Cette dose sera augmentée de deux gouttes tous les jours, jusqu'à ce que le malade en prendra de dix à quinze matin et soir, selon l'âge, autant de gouttes que d'années d'âge, sans dépasser le nombre de quinze.

2º Pendant ce temps, faire des onctions, tous les soirs, sur la glande avec un peu de pommade d'iodure de potassium, et recouvrir d'une pièce de taffetas gommé qui enveloppe tout le cou, et y exerce une douce compression.

Lorsque les personnes sont rebelles à l'action du médicament, il est un moyen d'en activer l'effet : il consiste dans l'emploi des purgatifs renouvelés tous les dix ou quinze jours pendant le cours du traitement.

On donnera le choix aux purgatifs drastiques. Pour les femmes ou jeunes personnes, si les fonctions de la menstruation ne sont pas régulières, il faut faire prendre des ferrugineux et surtout des pilules d'iodure de fer.

Il faut pendant ce temps suspendre la teinture d'iode.

L'huile de foie de morue et le sirop antiscorbutique pris à l'intérieur sont aussi d'une grande efficacité.

Nota. — Si les frictions avec la pommade iodurée ou hydriodatée ne réussissent pas à faire disparaître le goître (ou grosse gorge), une bonne couche de sel ammoniac étendu sur de la ouate et appliqué sur la grosseur, et maintenu de manière à ce que le sel reste sur la glande, réussit très-bien. Renouveler le sel tous les deux ou trois jours.

Goutte.

La goutte a pour caractères des douleurs très-vives dans les articulations avec gonflement inflammatoire, passant fréquemment à l'état chronique, et dégénérant en nodosités ou concrétions pierreuses qui déforment les articulations, et finissent par rendre les mouvements impossibles (*goutte noueuse*).

On dit que la goutte est vague, quand elle saute d'un endroit à un autre : ce qui fait craindre qu'elle n'envahisse quelque organe important.

Quelle que soit la forme sous laquelle se présente cette maladie, elle est, dans la plupart des cas, accompagnée de dérangements dans la digestion, production de vents, constipation, acidité dans les premières voies.

Traitement. — Quand l'accès a eu lieu d'une manière régulière, que la fièvre est modérée, il faut s'abstenir de tout moyen perturbateur, se borner à favoriser doucement la transpiration, et éloigner tout ce qui pourrait empêcher la crise d'être complète.

Mais, quand l'inflammation est violente, la fièvre considérable, le malade fort, sanguin, il faut recourir aux saignées, à la boisson nitrée, et traiter l'embarras gastrique ou les autres complications, comme on le ferait si la goutte n'existait pas. Si les douleurs sont très-vives, on peut employer les pilules suivantes :

Extrait gommeux d'opium, 3 centigrammes pour une pilule. La dose est d'une à trois, à des intervalles éloignés.

Une circonstance capitale dans la vie des goutteux, c'est le régime : qu'ils s'abstiennent de crudités, de vins acides, des échauffants.

Le régime lacté, suivi avec persévérance pendant plusieurs mois, a quelquefois fait disparaître des accès de goutte encore récente.

1er *Remède.* — Cataplasmes de feuilles de chou ; le chou rouge est préférable ; on le renouvelle matin et soir.

2e *Remède.* — Prendre du vin de colchique de Husson ou de Reynold, vingt gouttes tous les matins, une heure avant de manger, dans une tasse d'eau sucrée.

3e *Remède très-puissant contre les nodosités de la goutte.* — Prenez une bonne poignée de feuilles de cassis, autant de laurier commun, de la sauge et du romarin ; mettez le tout dans un pot de terre vernissé et remplissez-le de vin blanc ; mettez-le ensuite digérer sur des cendres chaudes pendant vingt-quatre heures ; ensuite on se sert de ce liniment pour se frictionner plusieurs fois par jour aux endroits noueux de la goutte. Il faut que cette liqueur soit chaude pour se frictionner.

Nota. — Il faut que le pot soit toujours bien couvert et ne pas le laisser bouillir; il faut mettre de nouveau vin à proportion qu'on en retire pour s'en servir, afin que les plantes soient toujours couvertes : les mêmes peuvent servir quinze jours. La teinture Cocheux est aussi très-efficace pour guérir et soulager les douleurs de la goutte.

Pilules pour les douleurs rhumatismales et goutteuses.

Extrait de colchique,   20 grammes.
   »   coloquinte,   20   »
   »   d'opium,   2   »

Faites des pilules de 0,15 centigr.

Autre.

Extrait de coloquinte,   10 gram.
   »   alcoolique de semences de colchique,   1   »
   »   alcoolique de digitale,   1   »

Divisez en 80 pilules.

Gravelle.

La présence de petits graviers dans les urines suffit pour caractériser la maladie que l'on nomme gravelle ; elle se déclare souvent par accès comme la goutte; sa durée est ordinairement fort longue. La cause de cette maladie peut venir d'une prédisposition des reins qui est héréditaire dans certaines familles; ce qui peut encore l'engendrer, c'est de mener une vie sédentaire et de rester trop longtemps sans uriner, quand on en sent le besoin.

Traitement. — Faire usage des eaux de Vichy, source Grande-Grille, *ou* d'eau de Contrexeville.

Boissons mucilagineuses et adoucissantes composées avec la graine de lin, la racine de guimauve, lait d'amandes, eau de veau, de poulet, cataplasmes adoucissants, bains tièdes, émollients prolongés, lavements émollients : tels sont les moyens les plus usités.

Voici encore d'autres moyens qui peuvent bien soulager : tisane faite avec la fleur ou les feuilles du bouillon blanc (*molène*), 5 grammes de bicarbonate de soude dissous dans un litre d'eau à boire dans la journée.

La tisane ou boisson de genièvre est aussi très-bonne pour cette maladie.

Guérison de la pierre ou du gravier.

Prenez deux œufs frais du jour, mettez-les entiers avec la coque dans un bol dans lequel vous exprimerez des citrons en quantité suffisante pour que les œufs soient entièrement couverts, ordinairement il en faut 10 à 12 suivant la grosseur. Ajoutez-y 75 grammes de sucre candi, grossièrement pulvérisé.

Ce médicament doit être préparé le soir pour le laisser infuser toute la nuit sur une croisée.

Le lendemain, la coque des œufs se trouvant dissoute, vous retirerez les œufs et remuerez le mélange, que le malade doit boire d'un seul trait. Immédiatement après il boira une tasse de bon bouillon gras bien chaud. Ce médicament se prend à jeun ; et pour qu'il agisse et fasse plus d'effet, le malade fait, après l'avoir pris, une promenade d'une 1[2 heure ou une heure, après laquelle il prend encore une tasse de bouillon. Il faudra recommencer ce médicament tous les trois mois si le malade ressent encore quelques douleurs, et même plus souvent si elles sont plus fréquentes.

Nota. — Ce mélange ne se prend pas à plusieurs reprises.

Les jours suivants, et de temps à autre, prendre une pincée de sel de nitre dans une infusion de queues de cerises, surtout quand on souffre pour aller, ce qui rend les douleurs moins fortes.

Pour l'efficacité du remède, il est bon de prendre une médecine d'huile de ricin, deux jours après le remède, qu'on peut ensuite réitérer de temps en temps.

Quand le bol est rond et un peu étroit, il ne faut pas tant de jus pour couvrir les œufs.

Avant de faire prendre ce médicament au malade, il faut le passer dans un linge.

Autre moyen pour guérir la gravelle.

On prend 50 grammes de chacune des racines dont les noms suivent : arrête-bœuf, chiendent, petit-houx, fraisier, douce-amère, parayra brava ; on fait bouillir le tout dans deux bouteilles d'eau pendant 25 à 30 minutes et on ajoute ensuite dans ce liquide bouillant quelques branches de serpolet, quelques cosses de haricots, une pincée de lierre terrestre, autant de busserolles, quelques feuilles de mauve, et cinq à six zestes de noix.

On fait bouillir sept à huit minutes ces nouveaux ingrédients ; puis on laisse refroidir le tout , en ayant soin de couvrir le pot, et on tire à clair ce liquide.

Voici comment on emploie cette boisson : on en prend trois verres par jour, pendant une huitaine sans discontinuer; le premier verre se prend une heure avant le déjeuner , le second trois heures après le premier repas , et le troisième une heure après souper en se mettant au lit.

Si l'on se sent entièrement soulagé avant la huitaine , on peut suspendre ce remède pour ne le reprendre qu'autant qu'on ressentirait de nouvelles atteintes de cette maladie.

Grippe.

La grippe est une bronchite plus compliquée que le simple rhume, et qui présente un caractère épidémique. Elle n'est pas p'us dangereuse que le simple rhume et cède aux mêmes moyens, qu'il faut seulement employer avec plus de soin.

Voyez le traitement de la bronchite.

Hémorrhagies.

L'hémorrhagie, c'est l'effusion du sang hors des vaisseaux qui doivent le contenir, soit par rupture de ceux-ci, soit par exhalation à travers leurs parois. Les hémorrhagies sont médicales ou chirurgicales, actives ou passives.

Le traitement consiste, d'une part, à produire le resse

rement des vaisseaux qui donnent passage au sang, au moyen des réfrigérants et des astringents ; et de l'autre, à détourner le sang à l'aide de révulsifs.

Hémorrhagies nasales. — Le saignement de nez est un accident qui, le plus souvent, n'est pas grave ; il ne le devient que lorsqu'il se renouvelle souvent, et qu'il y a beaucoup de sang perdu. Il est salutaire chez les jeunes gens forts, robustes, sanguins ; il fait souvent cesser des maux de tête, des étourdissements. Au contraire, il peut amener de la faiblesse chez les sujets nerveux, d'une constitution faible et dont le sang ne se refait pas aisément.

Lorsqu'une hémorrhagie nasale vient à se manifester, faut-il chercher à l'arrêter ?

En général, l'épistaxis s'arrête d'elle-même ; mais si elle dure, et qu'on soit obligé de prendre un parti, on devra mettre en considération les causes de l'accident ; si elle est produite par une cause violente, telle que coup, chute, etc., il sera toujours sage de l'arrêter.

A-t-on affaire à l'hémorrhagie active que nous avons décrite, il faut alors la respecter, car elle n'est souvent qu'un moyen employé par la nature pour empêcher le développement d'une maladie grave et surtout d'une affection cérébrale. Telle personne qui était souffrante tandis que l'hémorrhagie se préparait, se trouve immédiatement soulagée lorsque le sang vient à couler. Dans ce cas une seule circonstance peut engager à arrêter l'hémorrhagie nasale : c'est si la quantité de sang perdu devenait trop considérable, surtout chez les enfants.

Mais s'il s'agit d'une personne faible, au teint blafard et à fibre molle, de celle que nous avons indiquée, victime d'une hémorrhagie passive, il ne faut jamais, dans ce cas, différer d'arrêter l'écoulement sanguin.

Traitement. — En général, le saignement de nez s'arrête de lui-même. Mais s'il dure trop longtemps, il faut :

1° Faire respirer par les narines de l'eau froide dans laquelle on ajoutera un peu de vinaigre ou du jus de citron.

2° Mettre sur le front des compresses d'eau sédative, en ayant soin de ne pas en laisser tomber sur les yeux. S'il ne s'arrête pas, mettre les sinapismes aux bras et aux jambes ou entre les épaules.

3° On peut aussi l'arrêter en élevant droit contre la téte le bras correspondant à la narine affectée.

4° Si ces moyens viennent à échouer, faire renifler de l'eau hémostatique de Brochierri ou de perchlorure de fer étendu de son vingtième ou de son dixième d'eau. On peut aussi employer l'essence de térébenthine de la même manière que le perchlorure de fer liquide, ainsi que l'eau de Rabel.

5° Faire priser, sous forme de tabac, à différentes reprises, de la poudre d'alun.

Hémorrhagies utérines ou pertes de sang.

Menstruation trop abondante. On prend une poignée de presle (queue de cheval); on la met macérer après l'avoir hachée dans un litre de vin blanc, douze heures si elle est verte, et vingt-quatre si elle est sèche ; puis on passe et on donne à la personne malade.

Autre remède.

Prenez une poignée de thlaspi ou bourse-à-pasteur ; faites-la bouillir dans un litre d'eau jusqu'à réduction d'un tiers, passez et faites-en boire deux ou trois tasses par jour à la personne malade.

Nota. Cette plante s'emploie verte et entière ; elle est aussi efficace pour le crachement de sang et pour les maladies de poitrine.

Hémorrhagies des plaies.

L'hémorrhagie se montre plus souvent dans les plaies par instrument tranchant que dans les plaies contuses.

Quand cet écoulement est peu considérable, on peut attendre qu'il se termine de lui-même ; il est avantageux, il dégorge la plaie, et prévient la violence de l'inflammation. Mai si la perte est considérable, si le blessé est un enfant, un vieillard ou une personne faible et délicate, il faut arrêter l'hémorrhagie.

Quand le sang provient des vaisseaux capillaires, il s'écoule en nappe de toute la surface de la plaie, sa couleur est d'un beau rouge vif ; a peine étanché, il reparaît partout à la fois.

Le plus ordinairement, cet écoulement s'arrête bientôt de lui-même ; des lotions à l'eau fraîche ou le rapprochement très-exact des lèvres de la plaie, suffisent d'ordinaire pour obtenir ce résultat ; dans le cas contraire, il faut exercer une certaine compression sur la plaie à l'aide de compresses de morceaux d'amadou, de charpie sèche ou mouillée d'eau froide, ou d'une solution de perchlorure de fer liquide ou d'eau hémostatique, ou la remplir de boulettes de charpie roulées dans la poudre de gomme, de colophane, de charbon végétal, mêlées par parties égales. On peut aussi les rouler dans la poudre de sulfate de fer ou mettre de la cendre de papier.

Lorsque l'hémorrhagie a lieu à la suite de la production d'une plaie contuse, on rapproche les parties avec du sparadrap, on saupoudre avec notre poudre ci-dessus indiquée, on panse par-dessus avec du cérat, et on recouvre le tout de bandes de linge convenablement serrées.

Une précaution indispensable à connaitre en présence d'une hémorrhagie, c'est qu'on peut presque toujours l'arrêter par la compression sur le vaisseau qui l'a produite. Cette compression devra se faire au-dessus de la blessure, si c'est l'artère qui est blessée ; on la fera au-dessous, si c'est la veine qui produit l'hémorrhagie.

Le sang qui sort d'une veine s'écoule par un jet continu ; sa couleur est très-foncée, presque noire. Le sang qui provient d'une artère s'élance en jet saccadé ; ou si quelque obstacle s'oppose à ce qu'il jaillisse ainsi, le point dont il s'échappe est le siége de battements qui répondent exactement à ceux du pouls ; le liquide est rouge vermeil, écumeux ; dans ce cas, la syncope survient facilement ; il ne faut pas alors s'étonner, cette circonstance est souvent heureuse, car alors le sang s'arrête, et forme un caillot qui bouche le vaisseau divisé ; on tâche de faire revenir le malade à lui, mais sans trop se hâter de le réchauffer ; on le laissera à l'air frais, on fera prendre des boissons froides acidulées.

Hémorroïdes.

Les hémorroïdes sont des tumeurs plus ou moins volumineuses, siégeant à l'intérieur ou au pourtour de l'anus
et saignant par intervalle, quelquefois avec abondance,
en même temps qu'elles se gonflent et deviennent douloureuses.

Il est rare que cette infirmité entraine des inconvénients
graves, leur apparition peut même être avantageuse aux
personnes sujettes aux congestions sanguines vers la poitrine. Bien plus, on doit chercher quelquefois à les provoquer, si leur suppression a été suivie d'un dérangement dans la santé.

Traitement. — Quand les hémorroïdes sont très-douloureuses et gonflées, on applique quelques sangsues
dans leur voisinage ; on prescrit des bains de siége émollients tièdes, des cataplasmes frais ou calmants faits avec
la décoction de morelle ou de bouillon blanc et de la
farine de lin. Des lotions avec la décoction de ces mêmes
plantes ou avec du cerfeuil. Les pommades suivantes sont
aussi très-efficaces pour soulager les hémorroïdes :

Prenez : Joubarbe,   50 grammes.
        Graisse douce,   100   »

Pilez bien la joubarbe pour la réduire en pulpe, incorporez la graisse, triturez bien le tout jusqu'à ce que ce
soit bien lié.

On peut l'employer intérieurement et extérieurement.

Si l'on ne peut faire cette pommade, on la remplace
par l'onguent populéum.

Autre pommade.

Beurre frais sans sel, 125 grammes; cerfeuil récent, une bonne poignée.

On triture le beurre dans un mortier jusqu'à ce qu'il ait jeté toute l'eau qu'il contenait; ensuite on pile le cerfeuil dans un mortier de marbre (ou de bois), on exprime le suc et on l'incorpore avec le beurre en triturant longtemps pour bien le mélanger, puis on conserve cette pommade dans un pot, et on en met, soir et matin, sur les hémorroïdes.

Si la personne est constipée, on lui fera prendre des lavements émollients. On doit suivre un régime doux, s'abstenir d'aliments échauffants et de boissons fortes, telles que, café, eau-de-vie, liqueurs et même de vin pur, etc.

Autre onguent.

Onguent populéum,	30 grammes.
Extrait de belladone,	4 »
Extrait aqueux thébaïque,	0,60 centig.

Mêlez exactement et aromatisez avec quelques gouttes d'huile de thym.

En mettre soir et matin sur la partie malade ; on peut en introduire dans l'intérieur.

Hernies.

La hernie est une descente d'intestins dans le scrotum ou les aines. Elle est occasionnée par la rupture de la paroi abdominale ou peau légère dans laquelle sont renfermés les intestins.

Traitement. — Pour guérir les hernies, il faut nécessairement faire rentrer les parties sorties et empêcher qu'elles ne ressortent. Pour les faire rentrer, la seule position horizontale suffit souvent pour qu'elles se remettent d'elles-mêmes.

Mais quand cette situation ne suffit pas, le malade doit se coucher de manière que la tête soit appuyée et plus haute que la poitrine, et la poitrine plus haute que le ventre et les genoux pliés. Cette situation met les muscles du bas-ventre dans le relâchement, et fait qu'ils n'opposent point de résistance à la rentrée des parties ; ensuite, on fait rentrer la hernie à sa place, de crainte d'augmenter la douleur et de causer la gangrène à l'intestin et par suite la mort.

Il est très-efficace, pour faire rentrer une hernie, de la frictionner quatre ou cinq fois par jour avec la pommade suivante :

Extrait de belladone, 4 grammes.
Cérat simple ou galien, 30 »

Mêler.

Puis la couvrir avec un cataplasme de farine de lin et du lait ou simplement avec de l'eau, sur lequel on aura étendu de la pommade camphrée.

Il faut le supporter aussi chaud que possible, et le renouveler toutes les heures.

Lorsque la hernie est rentrée, il faut avoir soin de porter un bandage ; ce bandage doit être bien convenable à la partie sur laquelle on le met. La pelote qui est la principale pièce du bandage doit justement se trouver sur l'ouverture qui a donné issue aux parties, afin de les empêcher de ressortir.

Si la hernie est double, il faut employer un bandage double.

Pour guérir une hernie, il faut faire un traitement bien suivi et jusqu'à parfaite guérison ; quelquefois, il faut jusqu'à trente, quarante, cinquante bouteilles de vin composé de la manière suivante. Prenez : osmonde royale, une forte poignée ; baies de cyprès réduites en poudre ; (après les avoir fait sécher à l'ombre), huit grammes ; remplissez la bouteille de bon vin blanc et bouchez solidement avec du linge neuf ; il faut le laisser infuser neuf jours avant d'en faire usage ; après quoi vous en prendrez un verre le matin, une ou deux heures avant le déjeuner, et une heure le soir avant de vous coucher, plusieurs heures après le souper.

On peut préparer de ce vin plusieurs bouteilles à la fois, on les couche à la cave pendant huit jours, ensuite il faut les mettre debout pour empêcher la fermentation.

Il faut en outre, deux fois le jour, prendre deux pincées de poudre de noix de cyprès, au commencement du repas, dans du pain azime ou de la confiture ou de la pomme cuite.

Il faut que le vin que l'on emploie pour préparer le remède soit pur, naturel, sans aucune falsification, et point susceptible de fermentation. Il faut que le marc reste dans la bouteille jusqu'à ce qu'elle soit finie.

Pour les enfants, on mesure la dose suivant l'âge.

Autre remède.

Prendre tous les matins, trois heures avant le déjeuner, un grand verre de vin blanc dans lequel on a fait infuser à froid, pendant vingt-quatre heures, vingt grammes de racines de sceau de Salomon.

Pour remède externe, on fait bouillir dans un litre de gros vin rouge, une grenade, quinze noix de cyprès coupées par morceaux et concassées, et six ou sept pincées de roses de Provins. Quand le tout est réduit de moitié par l'ébullition, on trempe une compresse pliée en quatre doubles dans cette décoction, et on l'applique chaude sur la hernie, que l'on comprime ensuite par un bandage. On renouvelle cette compresse deux fois par jour, pendant huit ou dix jours ; après ce temps, on met sur la hernie un emplâtre étendu sur la toile et composé de la manière suivante.

Mettez sur le feu une casserole de terre vernissée, faites-y fondre 250 grammes beurre frais ; quand il est fondu, ajoutez-y 250 grammes baies de Geneviève moulues ou pulvérisées, que l'on fait bien cuire ; puis on retire la casserole du feu, et on y verse 250 grammes d'eau-de-vie. On remue ensuite jusqu'à ce que le tout soit bien incorporé ; ensuite on met cet onguent dans un pot et on le conserve pour l'usage. Quand on veut s'en servir, on l'étend sur de la toile et on l'applique sur la hernie. Il faut le renouveler tous les huit jours.

Ce traitement doit être suivi avec persévérance ; il est quelquefois long, mais il est presque toujours infaillible.

Humeurs froides ou scrofules.

Avant de se déclarer, les scrofules s'annoncent ordinairement par une disposition particulière qui constitue ce qu'on appelle la constitution scrofuleuse.

Cette disposition a pour signes principaux, le gonflement de la lèvre supérieure et du nez, la blancheur mate de la peau, la grosseur de la tête, la bouffissure du ventre et en général de toutes les chairs, des yeux bleus, des cheveux blonds, très-rarement bruns; les selles sont irrégulières, l'état du ventre passe de la constipation à la diarrhée, l'esprit est vif et précoce.

La maladie se déclare ordinairement par des engorgements glanduleux dans les différentes parties du corps, et particulièrement dans le cou, sous les mâchoires, sous forme de nodosités plus ou moins grosses, disposées quelquefois en chapelets.

D'abord molles, indolentes, mobiles, elles peuvent rester telles pendant des années entières où elles durcissent peu à peu et deviennent plus volumineuses, douloureuses, la surface rougit et finit par s'ouvrir et donner lieu ainsi à des ulcères.

On distingue deux sortes de scrofules : les bénignes et les malignes. Les bénignes sont blanches, sans odeur et sans inflammation, et cèdent facilement aux remèdes que l'on fait; les malignes sont rouges, livides, enflammées, douloureuses et assez souvent incurables ou du moins très-difficiles à guérir. La cause principale de cette maladie vient de l'épaississement de la lymphe, lequel épaississement est causé par les acides qui arrêtent son mouvement.

Traitement. — Les scrofules étant une maladie constitutionnelle, le traitement est long et difficile ; il n'est pas d'affections dans lesquelles le genre de vie et le régime aient une influence plus capitale, soit pour en prévenir le développement chez ceux qui en sont menacés, soit pour guérir ceux qui en sont atteints. Voici quelles sont les règles à observer à cet égard.

1° Respirer autant que possible un air pur et sec ; redouter les habitations humides et basses.

2° Faire fréquemment de l'exercice au grand air.

3° Nourriture saine composée d'aliments nourrissants, mais faciles à digérer, tels que la viande de bœuf, de mouton : de bons bouillons ,etc. ; pas de crudités. Pour boisson, de la bière ou du vin vieux coupé d'eau.

4° Entretenir sur soi une grande propreté ; en toute saison, lavage du corps à l'eau froide, un lit dur, pas trop de sommeil.

Lorsque la maladie est déclarée, on doit apporter la plus grande persévérance et une longue patience dans l'emploi des remèdes que l'on croit devoir employer, parce qu'il faut souvent des mois, des années même, pour arriver à un résultat satisfaisant. Voici les remèdes les plus usités :

1° Faire prendre de l'huile de foie de morue, deux fois par jour ; boire dans la journée même, aux repas, la tisane de houblon ou de feuilles de noyer ; alterner tantôt de l'une, tantôt de l'autre.

2° On peut aussi faire usage de la solution suivante :
Iodure de potassium, 20 gr.
Eau distillée simple, 40 cuillerées à bouche.

En prendre une cuillerée tous les matins à jeun, une demi-heure avant le repas, dans une tasse d'infusion de saponaire, durant les huit premiers jours ; au bout de ce temps, on en prendra une cuillerée, matin et soir, pendant un mois ; ensuite on pourra en prendre deux cuillerées, matin et soir ; le matin à jeun, et le soir lorsque la digestion est faite, avant de se coucher. On se trouve bien aussi de faire usage d'une mixture antiscorbutique composée de la manière suivante :

Vin antiscorbutique,	250 gr.
Sirop antiscorbutique,	250

Mêler. A prendre une ou deux cuillerées par jour. Pour les enfants, on préfère le sirop antiscorbutique. Les préparations ferrugineuses, telles que le vin chalybé, les pilules de Blaud, de Valet, etc., sont aussi d'une grande efficacité.

Les engorgements des glandes se traitent par les fondants, quand ils sont froids, c'est-à-dire sans douleur, sans chaleur, en un mot, sans aucun signe d'inflammation. On se trouve bien, dans ce cas, de la pommade à l'iodure de potassium en frictions, deux fois par jour.

On l'étend de la grosseur d'une noisette sur la tumeur. On peut aussi employer des quatre-fondants, l'emplâtre de vigo—cum mercurio, de ciguë, l'onguent styrax.

Mais quand les glandes sont enflammées, s'échauffent, deviennent sensibles, il faut s'en tenir aux cataplasmes préparés avec une infusion de sureau et de la farine de graine de lin. Quand l'abcès est formé, il faut donner issue au pus par une ponction ; puis on le panse, soit avec le styrax ou le baume de Geneviève, ou avec la pommade camphrée ou à l'iodure de potassium.

Hydropisie.

L'hydropisie n'est autre chose qu'un amas d'eau qui se forme dans quelqu'une des cavités du corps.

Cette maladie prend différents noms, selon le siége qu'elle occupe dans le corps humain. On l'appelle *hydroencéphale*, si elle occupe la cavité cranienne ; *hydrothorax*, si elle occupe la poitrine ; *ascite*, si elle occupe le ventre ; *anasarque*, si elle occupe tout le corps.

On donne, pour cause de cette affection, les prédispositions, les obstructions et la constitution faible et aqueuse du sang.

Quelle qu'en soit la cause, voici les remèdes reconnus les plus efficaces pour combattre et guérir, lorsqu'il est possible, cette maladie.

Prenez une vingtaine de ces petites bêtes noires qui sont dans les prés, et qu'on appelle cris-cris ou grillons ; faites-les cuire et infuser dans une tasse de café noir ordinaire, passez l'infusion dans un linge, et faites-la boire à la personne malade, comme une tasse de café ordinaire ; sucrez à volonté. On peut se servir des cris-cris vivants ou morts et séchés, réduits en poudre, et conservés dans un flacon.

Autre.

3 pousses de noisetier,
3   id.   de cassis,

5 feuilles plantin femelle,
5   id. digitale,

Mettez dans un litre de vin, laissez macérer vingt-quatre heures, passez. Prenez-en trois petits verres par jour.

Autre moyen très-simple.

Prenez des racines de sureau, enlevez-en l'écorce, broyez-la fortement et extrayez-en ensuite le jus.

Prenez une cuillerée à café de ce jus de quatre en quatre heures.

Remède secret de famille de M. le curé d'Abriot. —
Adressé à l'Académie

Une poignée de reine des prés (*spirea-ulmaria*) infusée pendant vingt minutes ou une demi-heure dans un litre d'eau bouillante. En prendre trois grandes tasses par jour, le matin à jeun, à midi et le soir, une heure avant ou après le repas ; au bout de neuf jours, la maladie a disparu.

Dans l'hydropisie commençante, trois poignées de cresson de fontaine et quatre oignons blancs, bouillis dans deux pintes d'eau, jusqu'à réduction d'un tiers, sont un excellent remède contre cette maladie.

Autre remède.

Le vin médicinal suivant est d'une grande efficacité :

Jalap concassé ou pulvérisé,	8 gr.
Scille id.,	8
Nitrate de potasse (*sel de nitre*),	15

Mêlez ces trois substances, et faites-les macérer dans un litre de vin blanc pendant vingt-quatre heures ; ensuite passez et faites-en prendre au malade trois cuillerées à bouche par jour, une le matin, à midi et le soir, deux heures avant le repas. Au bout de deux jours, on en prendra six cuillerées, et encore deux jours après, on portera la dose à neuf cuillerées, trois avant chaque repas ; puis on continue ainsi, si l'estomac supporte bien ce remède, c'est-à-dire, si l'on n'éprouve point trop d'irritation dans les voies digestives, ni vomissements, ni coliques trop fortes, ni enfin un trop grand nombre de selles.

Il faut que le nombre des garde-robes ne dépasse jamais sept ou huit en vingt-quatre heures.

Ce remède est un des plus efficaces et le plus suivi de succès. Fréquemment il agit par les urines, c'est la meilleure voie ; d'autres fois il porte son action évacuante sur le canal intestinal, et il opère par les selles séreuses ; quelquefois par ces deux voies en même temps.

Inquiétude des jambes.

Prenez un demi-litre de vin rouge ou lie de vin ; une bonne poignée de sauge.

Mettre le tout bouillir et s'en frotter les jambes, toujours de haut en bas sans remonter de bas en haut. Des bains de jambes avec du tilleul et des feuilles d'oranger sont aussi bien efficaces dans ce cas.

Insomnie et cauchemar.

L'insomnie ou l'impossibilité de dormir est tantôt calme, paisible, tantôt accompagnée de malaise et d'agitation.

Quant au cauchemar, il consiste dans des rêves effrayants, souvent avec un sentiment de pesanteur sur l'estomac.

L'insomnie existe tout naturellement dans les maladies qui causent des douleurs très-aiguës, les rhumatismes, les cancers, etc. ; le cauchemar est très-fréquent dans les maladies du cœur, de l'estomac ou du foie. Tous deux peuvent se présenter à la suite d'émotions vives, agréables ou pénibles, de grandes préoccupations, d'excès d'aliments ou de boissons.

L'insomnie, quand elle dépend d'une cause accidentelle et passagère, telle qu'une mauvaise digestion, une contrariété, etc., n'exige pas de traitement proprement dit : de l'eau sucrée avec addition d'eau de fleurs d'oranger, une distraction, etc., suffisent quelquefois pour rappeler le sommeil. Mais quand l'insomnie est habituelle, qu'elle ne dépend pas d'une maladie, il faut alors avoir recours aux calmants : nourriture très-légère aux repas du soir ; une cuillerée de sirop diacode dans une petite tasse de tilleul, au moment du coucher ; un grand bain pris dans la soirée, un exercice modéré dans la journée ; tels sont les moyens que l'on peut mettre en usage. Pour le cauchemar habituel et développé sans cause spéciale, il faut agir sur le moral, occuper le malade d'idées gaies, le distraire, y joindre en outre les procédés que nous venons d'indiquer pour l'insomnie.

Ictère ou jaunisse.

Cette maladie est un épanchement de bile sur toute la surface du corps, qui perd sa couleur naturelle pour prendre une teinte jaune. C'est de là que lui vient le nom de jaunisse qu'on lui a donné.

Il y a trois espèces de jaunisses : l'une qui est à proprement parler la jaunisse, et qui est occasionnée par une bile trop exaltée ou trop abondante dans la masse du sang ; la seconde prend le nom de jaunisse noire, et a à peu près les mêmes causes que la première ; la troisième est celle que l'on appelle jaunisse blanche ou chlorose, qui attaqre ordinairement les jeunes personnes du sexe.

Dans la jaunisse proprement dite, le blanc des yeux et tout l'épiderme sont jaunes, avec des démangeaisons ; dans la jaunisse noire, la couleur naturelle se conserve, elle paraît d'abord blême, et ensuite plombée et basanée. Dans la jaunisse blanche, le teint est pâle et livide, avec un certain cercle violet autour des yeux. La jaunisse est la messagère ordinaire de l'hydropisie.

Les personnes atteintes de la jaunisse ressentent des lassitudes dans tout le corps, des resserrements de poitrine, de la difficulté pour respirer et une faiblesse générale, le visage devient pâle, le pouls se ralentit, l'urine devient brunâtre et épaisse. Ce liquide laisse sur le linge une couleur de safran. A ces symptômes se joignent un sentiment de douleur ou de pesanteur vers le foie, la constipation, la couleur blanche et cendrée des déjections, une démangeaison universelle, la sécheresse de la peau, qui présente en même temps une teinte jaune, surtout dans le blanc des yeux, ce qui fait qu'on croit voir tous les objets teints de cette même couleur.

Traitement. — Faire prendre pour boisson ordinaire de la tisane faite avec du capillaire. Il faut prendre deux ou trois fois par jour, trois heures après déjeuner et trois heures après dîner, un verre chaque fois de lait de chèvre, dans lequel on a fait bouillir de la graine de chènevis. La dose est de cinq cuillerées à bouche pour un litre de lait. On ne doit faire bouillir le chènevis que deux ou trois minutes seulement. On fait ce traitement pendant 8 jours. On prend ensuite pendant deux soirs, en se couchant, un demi-litre de lait, dans lequel on a fait bouillir pendant un quart d'heure ou vingt minutes les coques de quatre à cinq œufs. On passe ce liquide à travers un linge, puis on y ajoute un jaune d'œuf bien battu.

Ce médicament, qui est d'un effet presque immanquable, doit être pris le plus chaud possible.

Autre remède.

On prend pendant sept à huit matins, deux heures avant de manger, un petit verre de vin blanc, dans lequel on a mis un peu de cannelle et 5 grammes de fiente d'oison réduite en poudre très-subtile. Il faut que cette fiente soit ramassée au printemps, lorsque les oies se nourrissent d'herbes. Il faut de plus qu'on la fasse sécher au soleil et qu'on la plie ensuite dans du papier pour ne pas la laisser évaporer.

Autre.

On guérit, en trois ou quatre jours, cette affection en buvant tous les jours une pinte de tisane faite avec les carottes, la turquette et la fleur de sureau sucrée.

Cataplasmes très-bons pour résoudre l'engorgement du foie et guérir la jaunisse.

Prenez farine d'orge une bonne poignée, délayez-la

avec suffisante quantité de vinaigre camphré, pour former un cataplasme qu'on applique sur la région du foie et qu'on change matin et soir ; secondez ce remède par la prise, tous les matins, d'une cuillerée d'huile de ricin étendue dans une tasse de bouillon d'herbes, buvez dans le cours du jour quelques verres de tisane de chiendent et de racine de réglisse contusée.

Loupes.

On donne généralement ce nom à des tumeurs indolentes circonscrites, mobiles, placées sous la peau, susceptibles, pour la plupart, d'acquérir un volume considérable. Les unes sont enkystées et contiennent, tantôt une matière blanche et jaunâtre, consistante comme du suif, tantôt une substance plus ou moins jaune, onctueuse, liquide ; les autres ne sont qu'une véritable hypertrophie du tissu adipeux.

Les loupes enkystées, après avoir pris un volume plus ou moins considérable, s'ouvrent ordinairement au dehors, et il s'établit souvent une fistule intarissable, ou bien le kyste se vide et s'affaisse, pour se reformer à mesure que de nouvelle matière s'y accumule. Les loupes non enkystées ou graisseuses peuvent acquérir un volume énorme sans présenter aucune altération ; mais quelquefois aussi leur tissu devient dur et lardacé, et finit par prendre le caractère cancéreux.

Traitement. — Le meilleur moyen et le plus efficace pour détruire les loupes est l'ablation, soit par le bistouri, ou en cautérisant avec la poudre de Vienne, et pansant ensuite avec l'onguent divin ou le baume de Geneviève.

Autre traitement. — Pour faire disparaître les loupes sans avoir recours au bistouri ou à la poudre de Vienne, il faut employer d'autres moyens, soit pour les faire fondre ou les faire percer. En voici quelques-uns très-efficaces.

Pour les faire fondre, il faut :

1° Employer un emplâtre composé avec l'onguent des quatre-fondants, que l'on applique sur la loupe et qu'on renouvelle tous les huit ou quinze jours.

2° La ciguë fraîche mêlée ou cuite avec du beurre frais, appliquée sous forme de cataplasme qu'on renouvelle toutes les 24 heures, est aussi très-bonne pour faire dissoudre les loupes.

3° Pour faire fondre et dissoudre les loupes ou les tumeurs qui ne sont pas de nature à mûrir ou à percer, on prend un gros poireau, on jette le vert et on conserve le blanc, que l'on enveloppe d'un papier mouillé pour faire cuire sous la cendre, pendant 15 ou 20 minutes.

Cela fait, on retire le poireau du papier, on le met dans un mortier, et on le pile et incorpore bien avec un petit morceau de graisse de porc, gros à peu près comme une noix. On fait ensuite un cataplasme qu'on applique sur la tumeur et qu'on renouvelle toutes les sept heures, jusqu'à ce que la matière de la tumeur soit fondue et dissoute.

Cela dépend, bien entendu, pour la longueur du temps, de la dureté plus ou moins résistante de la tumeur.

Inutile de dire que la quantité de blanc de poireau et de graisse que l'on doit employer dépend totalement de la grosseur et étendue de la loupe ou tumeur.

Lorsque la loupe ou la tumeur n'est pas de nature à

résoudre, il faut le faire percer. Voici, pour cet effet, des moyens très-efficaces :

1° Prenez un oignon commun, et mieux encore un oignon de lis. Faites-le cuire sous la cendre comme une pomme de terre. Quand il sera cuit, ce qui se fait assez vite, ôtez le dessus et prenez ce qui reste de bon dans l'intérieur, mêlez-le avec gros de beurre comme une noix et autant de sucre pulvérisé ; puis vous en faites un emplâtre que vous mettez sur un linge et que vous appliquez encore chaud sur votre tumeur. Vous le gardez 24 heures, au bout desquelles vous en mettez encore un nouveau, si le mal n'est pas encore percé.

2° Pour faire percer promptement, sans avoir recours à la lancette, on fait bouillir dans un poëlon ou un pot de terre neuf un verre de bon verjus, avec une quantité suffisante de mie de pain blanc. Quand le tout a bouilli cinq minutes, on en fait un cataplasme que l'on renouvelle trois fois par jour.

Peu de temps après, la tumeur sera mûre et percera, sans faire éprouver la moindre douleur, et bientôt le mal sera guéri.

3° On prend un jaune d'œuf frais, une cuillerée de miel et autant d'eau-de-vie ou de bon vinaigre de vin, et on mêle exactement le tout sans le faire cuire ; quand le mélange est bien fait, on ajoute peu à peu de la farine de froment ou de seigle jusqu'à ce que le mélange soit très-épais. On étend ensuite cette pâte sur un linge en le mettant d'un centimètre d'épaisseur et de la grandeur de la loupe ou tumeur, et puis on l'applique dessus. Cet emplâtre doit être renouvelé soir et matin jusqu'à la guérison, qui ne se fait pas longtemps attendre. Ce remède est excellent pour la guérison de toute espèce de tumeur, à l'exception de celle du cancer ; il est de nature à faire percer ou dissoudre, selon le besoin du mal.

On a vu par son emploi conserver plusieurs membres que les chirurgiens avaient résolu d'amputer.

Maux d'estomac et douleurs de côté.

Prenez deux carottes assez grosses, mettez-les dans un pot, ajoutez-y une poignée de belladone. On laisse cuire le tout ensemble, jusqu'à ce que ce soit assez épais pour faire un cataplasme que l'on met sur la douleur pendant neuf jours seulement.

Il faut avoir soin que la carotte ne soit pas en morceaux. Il faut se servir toujours du même pot.

Maux de nez.

Pommade : Huile d'olive,	60 gram.
Cire jaune,	20 »
Résine,	10 »

Crème de lait chauffé, le plus ferme possible, une cuillerée ; faites cuire le tout jusqu'à ce que la crème devienne jaune, passez ensuite à travers un linge clair.

Conservez pour l'usage.

On en met sur le mal soir et matin.

Mal d'yeux.

Le collyre avec la pierre divine produit de bons résultats. Quand le mal vient des humeurs qui se sont portées sur les yeux, pour accélérer la guérison, il faut ordonner de prendre sur le cou, derrière l'oreille, une ou deux mouches de Milan, selon qu'il n'y aurait qu'un œil attaqué ou qu'ils le seraient tous les deux.

Il faut proscrire pendant le traitement l'abstention du vin et des alcools, du moins purs.

Si le nez est un peu gros, rouge, et que les environs soient luisants, il faut prendre pendant deux ou trois mois deux verres de tisane chaque matin, et un verre le soir après avoir soupé, faite avec de la racine de patience ou de la scabieuse, deux plantes très-propres pour purifier et amoindrir les humeurs. Si, dans l'inflammation, il y a démangeaison autour des yeux et sur les joues, il faut, outre l'usage de l'eau divine, prendre une poignée ou deux d'écorce de petites branches d'ormeau, mettre cette écorce dans une petite marmite contenant deux ou trois litres d'eau que l'on fait bouillir jusqu'à réduction de moitié.

Ceci fait une eau gluante, dont on se lave la figure cinq ou six fois par jour. C'est un très-bon remède pour faire cesser les démangeaisons.

Taches de l'œil. — Le remède le plus simple et le plus efficace que je connaisse pour cela, c'est une injection sur la tache avec du sucre candi cristallisé, réduit en poudre, injection répétée trois fois le jour.

Si l'on était obligé de se servir de l'eau divine pour cause d'inflammation, il faudrait laisser entre les deux traitements une heure de distance.

Voici comment on procède : on réduit en poudre très-fine un morceau de sucre candi cristallisé, gros comme une noix ; chaque fois qu'on veut s'en servir, on en prend une prise que l'on met dans une cuillère d'étain, la plus noire que l'on a ; on frotte fortement cette poudre dans la cuillère avec le pouce ; quand elle a pris la couleur de la cuillère, on la met dans un tuyau de plume d'oie de la longueur d'un pouce ; on l'approche de l'œil et on souffle cette poudre sur la tache, ou encore, si on le préfère, on peut mouiller légèrement la pointe du doigt, le presser sur la poudre et le passer ensuite sur la tache.

Dans l'espace de quinze jours ou trois semaines et souvent moins, la tache a disparu.

Il est indispensable d'employer une cuillère d'étain bien noire, parce que c'est la noirceur même qui s'en détache dans le frottement qui est le véritable remède.

On peut se servir aussi dans le même cas, et avec plus d'avantage encore, d'une dépouille de serpent, c'est-à-dire, d'une de ces peaux légères que l'on trouve en été dans les champs.

On fait rougir une pelle, puis on met dessus la dépouille de serpent pour la faire sécher au point qu'elle puisse ensuite se réduire en poudre très-fine, dont on se sert à la place du sucre candi et de la même manière. J'ai vu par ce remède l'œil d'un tailleur de pierre couvert de taches récentes, occasionnées par la poussière, guéri en quelques jours.

Des fluxions.

Il y a fluxion quand les yeux sont un peu enflés et rouges dans l'intérieur, comme si du sang était répandu sur le blanc.

Un remède bon et facile à faire est celui-ci : on prend

des sommités d'absinthe, on les pile bien en les mêlant avec un blanc d'œuf et de l'eau de rose, on en fait un petit cataplasme que l'on étend sur un linge ; puis, avant de se coucher, on se l'applique sur les deux yeux, et le lendemain le sang et la rougeur qui se trouvaient dans les yeux ont disparus.

Fistules lacrymales.

On appelle ainsi des veines de la grosseur d'un fil qui servent de temps en temps à l'écoulement d'une eau brûlante et âcre qui occasionne une grande souffrance dans les yeux et une extrême rougeur.

Le remède pour les fistules, c'est de frotter l'œil avec de l'eau divine, composée comme j'ai dit plus haut. Il faut prendre une mouche de Milan ou deux derrière l'oreille pour détourner l'humeur en l'attirant ailleurs.

Pour être plus sûr du succès dans le remède, il faut frotter plusieurs fois les fistules avec de l'huile de noix la plus vieille que l'on a.

Pour la meurtrissure des yeux et les graviers qui pourraient y être entrés, un bon remède est d'appliquer sur l'œil malade un morceau de chair crue de la grandeur et de l'épaisseur d'une pièce de cent sous ; cette chair doit être de bœuf, de veau ou de mouton nouvellement tué, et encore chaud, s'il se peut, pour obtenir un effet plus complet.

Pour faire disparaître les nuages des yeux ou les toiles imperceptibles qui s'y trouvent, on fait un collyre avec l'eau céleste, et on se lave plusieurs fois par jour les yeux avec cette eau.

Inflammation des yeux, rougeurs, pleurs involontaires.

Faire durcir un œuf, enlever promptement la coque, le fendre par la moitié, enlever le jaune, à la place du jaune y mettre de la couperose blanche (*sulfate de zinc*), autant qu'on peut en faire tenir dans le trou en place du jaune ; ensuite on rapproche les moitiés de l'œuf que l'on attache solidement avec du fil, de manière à ce que la couperose, en fondant, soit forcée de passer à travers le blanc de l'œuf ; on met cet œuf dans deux litres d'eau de fontaine, non murée ; au bout de vingt-quatre heures l'eau est faite, il faut jeter le blanc d'œuf qui surnage alors, et mettre l'eau en bouteilles pour la conserver : avant de s'en servir, il faut avoir soin de remuer la bouteille. On trempe un morceau de linge, et on lave les yeux trois ou quatre fois le jour.

Autre remède.

Sulfate de zinc,	5 gr.
Poudre d'iris de Florence,	6
Sucre candi,	6

Mettre le tout dans un litre d'eau de rivière.

Humectez les yeux enflammés avec un linge imbibé de cette préparation. Une fois mouillés, avoir soin de bien les fermer environ une minute ; renouveler cette préparation trois à quatre fois.

Je n'ai jamais vu d'inflammation résister à l'efficacité de cette eau.

Autre.

Sel de cuisine, une cuillerée à bouche ; eau commune, une grand verre. Faire couler matin et soir, entre les paupières, trois à quatre gouttes de cette eau.

On l'emploie surtout dans les inflammations chroniques et les ulcérations de la cornée.

Mortier de chaux tombé dans l'œil.

Lotionner l'intérieur de l'œil blessé avec de l'eau fortement sucrée en la faisant couler goutte à goutte sous les paupières. L'eau sucrée dissout et entraîne la chaux, elle prévient les désordres que ce caustique causerait à la vue.

Migraine.

Au moment où la migraine prend, si l'on est à jeun, et qu'il n'y ait pas d'empêchement pour prendre un vomitif, on s'en trouvera très-bien ; et il arrive souvent que l'on est débarrassé de cette douloureuse maladie pendant un certain temps. Si l'on ne peut le prendre au moment et le jour que la migraine prend, on le prendra une autre fois ; mais il est mieux de le prendre au moment où elle commence.

Autre moyen.

Potion. — Sirop d'écorces d'oranges amères, 100 grammes.

Extrait d'aconit,   10 centigram.
Extrait thébaïque,   10   id.

Mélez. À prendre par cuillerées à café, deux au plus par jour.

Pilules pour la migraine.

Sulfate de quinine,   3 gr.
Poudre de digitale,   1   50 cent.
Sirop de gomme. Q. S.

Pour trente pilules ; une, le matin à jeun, ou une le soir, en se couchant.

Autres pilules pour la migraine.

Prenez : Sulfate de quinine,   1 gr.
          Rhubarbe pulvérisée,   1
          Sirop de gomme. Q. S., et faites dix pilules.

Prendre deux par jour, deux heures avant l'arrivée de la migraine. On peut aussi en prendre quand elle est passée, pour en prévenir le retour.

Morsures d'animaux enragés.

Rage.

La première chose à faire, quand une personne vient d'être mordue par un chien suspect, c'est de presser autour de la plaie, afin de la faire saigner le plus possible. On agrandit la plaie, soit avec un bistouri, une lancette ou même avec un canif.

2° Il faut placer une ligature circulaire au-dessus de la morsure, afin que cette ligature, en entravant la circulation sanguine, gonfle les veines, et force le sang de sortir par l'ouverture pratiquée, et empêche le venin de la rage de se communiquer aux autres vaisseaux.

3° Appliquer, dans le même but, des ventouses sur la plaie.

4° Laver la plaie à grande eau suffisamment chaude.

5° Cautériser la plaie. Plusieurs moyens se présentent pour cautériser, mais celui qui semble préférable et le plus utile, c'est le nitrate acide de mercure.

On peut aussi employer le fer rougi ou chauffé au blanc ; l'acide nitrique, etc. On panse la plaie avec l'onguent divin ou tout simplement avec du cérat.

Autre.

Prenez 60 grammes d'iris germanique (*glaïeul ou flambe des jardins*), racines fraiches ; après les avoir bien lavées et épluchées, on les coupe en petits morceaux de la grosseur d'un dé ; on les fait frire dans du saindoux ou dans du beurre frais.

Lorsque la racine est ramollie, on la mêle avec deux ou trois œufs, et l'on fait du tout une omelette sans sel que l'on fait manger à la personne ou à l'animal mordu.

On réitère pendant trois jours la même omelette sans sel : cette recette est le résultat de vingt-cinq années d'expérience ; elle a toujours son efficacité.

Autre remède.

Prenez une poignée d'herbe de la rue ; autant de la seconde peau d'églantier sauvage (après avoir ôté la première peau), une poignée de grandes pâquerettes, racines et feuilles bien lavées, dix gousses d'ail, dix blancs de fiente de poule ; ajoutez-y trois blancs de poireaux, une cuillerée à bouche de sel.

Ecrasez bien le tout ensemble dans un mortier. Après, mettez-y vingt cuillerées de fort vinaigre de raisin pur, rouge ou blanc.

Retirez le tout et mettez-le infuser à froid pendant vingt-quatre heures, dans un vase de faïence bien bouché. Lorsque le tout sera prêt pour donner le remède, il faut passer les drogues dans un linge avec expression.

Dose dudit remède qu'il faut prendre à jeun :

1° Pour un homme fort, cinq cuillerées.

2° Pour une femme, trois ou quatre, si elle est avancée ou enceinte.

3° Pour une personne de 14 ou 15 ans, trois ; et une seulement pour un enfant.

Après que le malade a pris le remède, il faut le faire courir environ une demi-heure, et ne manger qu'une heure après, au plus.

L'on met le marc sur les plaies saignantes, et on les scarifie.

On met les mouches avant de mettre le marc, si elles sont vieilles faites. Les personnes qui auront pris ce remède ne mangeront, ce jour-là, ni lait, ni fromage, enfin aucune crudité.

Ce remède a son effet même après le second accès de rage.

Il est à observer qu'après vingt-quatre heures de macération, ce salutaire remède devient un subtil poison :

c'est-à-dire qu'il faut le prendre après les vingt-quatre heures d'infusion ou une heure, au plus tard, après les vingt-quatre heures, mais l'on conseille de ne pas s'exposer.

Morsure de vipères.

Un jaune d'œuf.
2 cuillerées de lait.
Poudre à canon,   30 gram.
Eau-de-vie bien bonne, 20   »

Battez toutes ces substances ensemble, appliquez sur le mal un linge imbibé de ce remède, et le mal n'a pas de suite.

Autre.

Prenez la racine, la tige et les feuilles de bouillon blanc (*molène*), pilez le tout et exprimez-en le jus, faites-en boire une cuillerée de temps en temps ; quand même le venin serait au cœur, cela le ferait descendre.

On enveloppe aussi la partie envenimée avec des feuilles de molène sous forme de cataplasme.

Muguet.

Le muguet ou blanchet est une inflammation de la bouche, très-commune chez les jeunes enfants, et qui consiste dans la production, à la surface de la membrane muqueuse qui tapisse la bouche, d'une matière blanche, molle et crémeuse. Au début, la muqueuse qui revêt la bouche est rouge. Le plus souvent cette coloration de la membrane buccale, avec chaleur et sécheresse, caractérise le début de la maladie. La seconde période s'annonce par l'apparition de points blancs sur cette membrane, surtout derrière les lèvres et à la pointe de la langue.

Ces points s'étendent, forment des plaques irrégulières et minces, discrètes ou confluentes. Lorsque les aphthes sont discrets, la maladie est ordinairement peu grave ; ils se détachent sous forme de lamelles ou de flocons albumineux qui se renouvellent plusieurs fois ; mais l'inflammation se dissipant vers le huitième ou quinzième jour, ils cessent de se reproduire. Lorsque les aphthes sont confluents, la guérison est plus difficile. Une couenne continue ou une couche crémeuse revêt la bouche et s'épaissit de jour en jour. Bientôt l'exsudation jaunit (3e période), l'inflammation se propage dans les voies digestives, le petit malade s'affaiblit et succombe.

Le muguet peut être causé par les succions inutiles que fait l'enfant lorsque la nourrice n'a plus de lait ; quelquefois aussi, il peut l'être par un lait trop ancien, par exemple quand une nourrice qui a déjà allaité un enfant prend un second nourrisson ; d'autres fois aussi, il paraît dépendre d'une nourriture trop substantielle, d'un état de malpropreté.

Traitement. — Au début, il faut s'en tenir aux boissons aqueuses, mucilagineuses et gommées, très-peu sucrées, et à une température très-douce. S'il existe des symptômes inflammatoires intenses, on prescrit des bains, des fomentations émollientes générales.

Dès que la période inflammatoire touche à sa fin, que les exsudations albumineuses deviennent plus épaisses, on promène légèrement à leur surface une sorte de petit pinceau trempé dans du vinaigre, du suc de citron ou de groseille, convenablement étendus d'eau édulcorée avec le sirop de mûres ou le miel rosat, de manière à ne leur laisser qu'une saveur acidulée. On se sert à cet effet d'une bandelette de linge effilée et tournée autour d'une petite tige de bois. On recommence cette opération 5 à 6 fois par jour, et l'on augmente peu à peu, mais jusqu'à un certain degré seulement, la force du médicament.

Si le malade dépérit, on tâche de soutenir les forces à l'aide des tisanes d'orge ou de riz, de mie de pain mêlée au lait, ou même de bouillon coupé avec le lait. Si, au contraire, les aphthes tendent à la guérison, on administre un léger laxatif, tel que l'huile d'amandes douces avec le sirop de roses pâles, par cuillerée, de demi-heure en demi-heure, pour déterminer quelques évacuations alvines et débarrasser les voies digestives des fausses membranes avalées.

Névralgies.

Pilules anti-névralgiques.

Extrait d'opium,	30 centig.
Sulfate de quinine,	2 gram.
Poudre de gomme arabique,	2 »
Id. de guimauve Q. S.	

F. S. A. 24 pilules.

En prendre une le matin et une le soir, une ou deux heures avant l'accès.

Autre.

Poudre de musc,	50 centig.
Extrait d'opium,	25 »
Id. de digitale,	50 »
F. S. A. 10 pilules.	

On n'en prend qu'une à la fois, au moment où la douleur commence, et si elle continue à être violente, on peut en prendre une autre, longtemps après la première. On n'en prend pas plus de deux.

Névrose ou maladies nerveuses.

Ce sont des maladies qui dépendent d'un trouble dans les fonctions du système nerveux. Elles sont caractérisées par des désordres très-bizarres, très-variés, très-mobiles.

Beaucoup de personnes dans le monde, et même, chose bien singulière, quelques médecins traitent de chimère les maladies nerveuses, ou regardent cette expression comme une étiquette banale servant à dissimuler l'ignorance dans laquelle on est, disent-ils, sur la véritable nature des maladies qu'on appelle ainsi. C'est là une bien grave erreur : les maladies nerveuses, autrement dit les névroses, doivent être admises dans la science au même titre que les fièvres, les inflammations, les hémorrhagies, etc. Elles ont leurs causes spéciales, leurs symptômes propres, un traitement qui leur est adapté et auquel se rattache toute une classe de médicaments (les antispasmodiques).

Les maladies nerveuses se montrent surtout dans la jeunesse et l'âge adulte ; elles atteignent particulièrement les femmes, notamment celles qui sont d'une constitution délicate, pâles, maigres et mal réglées. La faiblesse originelle de la constitution, celle qui résulte de maladies antérieures, de privations, de la misère, les chagrins prolongés, les passions tristes, la jalousie, la haine, l'amour contrarié, l'abus de certaines substances excitantes, du thé, du café, des vins blancs, des boissons alcooliques ; une vie trop sédentaire, les veilles trop prolongées, l'abus des plaisirs, les excès de différentes natures, et enfin l'hérédité sont autant de causes qui font naître ou entretiennent les maladies dont nous parlons. Toutes, on le voit, agissent dans le sens de cette loi bien connue des médecins, et que l'on peut formuler ainsi : tout ce qui affaiblit la constitution, et surtout le système musculaire, exalte et exaspère le système nerveux.

Les symptômes sont faciles à constater : c'est d'abord une susceptibilité extrême de caractère, qui rend les malades fantasques, colères, ou bien, au contraire, d'une sensibilité affectueuse se traduisant par des larmes pour le motif le plus frivole ; la tête est souvent lourde, fatiguée, endolorie ; la vue, l'ouïe, l'odorat, acquièrent chez beaucoup de malades une délicatesse exquise qui leur rend très-pénibles les impressions du dehors : une lumière un peu vive, un bruit un peu aigu ou discordant, une odeur forte ou désagréable leur causent des sensations insupportables. L'état des forces subit les plus singulières vicissitudes : aujourd'hui, stimulé par un motif quelconque, le malade se livrera à des efforts, supportera, sans en paraître accablé, des fatigues dont une personne robuste serait à peine capable ; demain, rien ne la soutenant plus, le moindre mouvement l'épuise, le moindre effort le jette dans l'abattement.

Les personnes nerveuses sont souvent tourmentées par de la gêne, de la respiration, par de l'oppression, bien que les poumons soient parfaitement sains.

Leur pouls est, en général, petit, serré, fréquent. Les digestions offrent les alternatives les plus opposées : tantôt l'appétit est excellent et les malades digèrent facilement les aliments les plus lourds ; tantôt il y a du dégoût, ou bien une faim dévorante satisfaite à la première bouchée ; tantôt enfin, des appétits désordonnes, le désir de substances aigres, de fruits verts. Il y a souvent de la constipation, des gaz dans les intestins. Joignez à cela des sensations pénibles ou bizarres, des douleurs dans différentes parties du corps, passant avec facilité d'un endroit dans un autre, et vous aurez le tableau abrégé et bien incomplet des phénomènes qui caractérisent les affections nerveuses.

C'est assurément la bizarrerie, le défaut de fixité de ces différents phénomènes, qui auront fait croire aux personnes bien portantes que ces maux sont imaginaires.

Traitement. — Il convient avant tout de fortifier le malade. On conseillera donc une nourriture particulièrement composée de viandes rôties ou grillées, les vins de Bourgogne ou mieux de Bordeaux, à la fois légers et toniques, coupés, suivant la susceptibilité de l'estomac, avec de l'eau de Vichy ou de Bussang. Pour combattre les rapports aigres, si communs dans ces affections, on fera prendre au moment du coucher une cuillerée à café magnésie anglaise dans un demi-verre d'eau sucrée, additionnée d'un peu d'eau de fleurs d'oranger ou de menthe pour masquer le goût de la magnésie.

Les laitages doivent, en général, être rejetés pour faire place aux consommés, du chocolat simple ou ferrugineux. Il est bien entendu que l'on procédera avec précaution, en consultant les forces de l'estomac et les besoins des malades. Certains ne peuvent supporter leurs aliments que froids : alors seulement ils ne sont pas rejetés. On obéira à cette indication d'autant plus volontiers que les aliments froids sont digérés plus facilement et contribuent à rétablir les forces.

Les bains de rivière, les bains de mer sont ici d'une grande efficacité. Ajoutons enfin l'habitation dans une localité saine, au milieu d'un air pur et frais, le calme de l'esprit, les distractions paisibles, l'éloignement de toute émotion vive, les précautions les plus grandes pour amortir les impressions trop vives, etc. A ces moyens habilement variés et dirigés par le médecin, se joint encore l'emploi de différentes sortes de calmants ou antispasmodiques, voire même des narcotiques, suivant différentes indications, suivant la prédominance de tel ou tel symptôme ; mais nous n'avons pas à nous y arrêter ici.

Asphyxie par submersion ou des noyés.

Dès qu'on retire le noyé de l'eau, se bien garder de le suspendre par les pieds. On le débarrasse à la hâte des vêtements qui le gênent, au moyen d'un couteau ou de ciseaux, surtout si on est en hiver; on le couche sur le dos, un peu tourné à droite ; on le penche légèrement pour faire couler les liquides muqueux que renferme ordinairement la trachée, et, avec les doigts qu'on introduit dans la bouche, on en retire les mucosités qui s'y sont accumulées. Ceci fait, et le plus rapidement possible, on cherche, comme nous l'avons dit dans le cas précédent, à rappeler la respiration ; on cherche en même temps, en hiver, à ramener la chaleur du corps.

Pour plus grande explication, voyez la Médecine domestique, page 137.

Piqûres d'insectes venimeux

(*d'abeilles, de guêpes, de frelons*).

Quand les piqûres sont peu nombreuses, des compresses d'eau sédative, d'eau vinaigrée suffisent ordinairement ; si la douleur est vive, il faut examiner si le dard ne serait pas resté : dans ce cas, il faudrait l'arracher. Si, après cela, la douleur persiste, on pourrait mettre des cataplasmes laudanisés ; frictions avec la pommade camphrée ; compresses d'alcool camphré, d'eau sédative. On peut aussi, dès le début, employer l'ammoniaque étendu d'eau de Cologne, ou simplement d'eau pure. Les enflures provenant du venin de certains animaux (chenilles, araignées, crapauds) réclament le même traitement.

Petite-vérole.

La *petite-vérole*, appelée en certains pays *picote*, en médecine *variole*, est une fièvre éruptive contagieuse caractérisée par des élevures dures et pointues, plus tard par des pustules qui, après avoir suppuré, se dessèchent et laissent à leur place des taches qui s'effacent peu à peu, ou bien des cicatrices indélébiles.

La petite-vérole est une maladie originaire de l'Arabie, où elle parut, dit-on, à l'époque de la naissance de Mahomet. Les Sarrasins l'importèrent en Afrique d'abord, puis successivement en Espagne et dans les provinces de l'Europe méridionale, qu'ils occupèrent passagèrement.

La petite-vérole est essentiellement contagieuse ; elle se communique par contact médiat ; son caractère contagieux commence avec la suppuration des pustules et persiste jusqu'à la chute des croûtes. Elle affecte les individus de tout âge ; cependant elle sévit plus particulièrement sur l'enfance, à partir de six ans, et sur la jeunesse.

Symptômes.

La petite-vérole offre cinq périodes distinctes.

1re période : *Incubation.* — C'est le temps qui s'écoule depuis le moment où le virus contagieux s'est introduit dans l'économie jusqu'à ce qu'éclate le premier malaise. Sa durée est de cinq à vingt jours. Elle est de sept à huit jours quand la variole est inoculée comme la vaccine.

2e période : *Invasion.* — De deux ou trois jours de durée, elle est marquée par un violent frisson initial, une forte douleur de tête, le brisement des membres, et surtout des douleurs parfois atroces dans les lombes (*région des reins*); et même il y a souvent des nausées, des vomissements bilieux, quelquefois du délire, et même des convulsions, chez les enfants particulièrement.

Dans les cas graves, il y a des hémorrhagies, et les malades peuvent succomber à l'intensité de ce début dans les grandes épidémies.

3ᵉ période : *Éruption*. — Au deuxième ou troisième jour des prodromes, on aperçoit, à la face et surtout près des lèvres, des taches rouges, au centre desquelles est une petite élevure dure et pointue.

L'éruption envahit successivement le tronc, les membres ; elle est parfois si abondante, particulièrement au visage, que les élevures sont très-rapprochées et même se confondent par la circonférence, on dit alors que la variole est confluente ; si elle est au contraire très-disséminée, on la dit alors discrète.

Un grand nombre de malades succombent pendant cette période, qui finit du huitième jour au neuvième.

4ᵉ période : *Suppuration*. — La fièvre, qui avait disparu ou s'était calmée, se rallume plus intense que jamais. On l'appelle pour cette raison fièvre secondaire. Le gonflement des parties augmente. Les pustules continuant à s'accroître se remplissent d'un liquide opaque, purulent ; les malades salivent abondamment. Cette salivation, qui commence du troisième au septième jour, finit vers le onzième, où elle est souvent remplacée par un gonflement douloureux des pieds et des mains qui est de bonne augure. Les enfants ont souvent de la diarrhée au lieu de salivation. L'éruption est souvent entravée par des complications qui font qu'elle s'affaisse, que les pustules prennent une teinte violacée et se remplissent de sang ; il y a souvent aussi des hémorrhagies. Cette période est celle où la mortalité est la plus grande.

5ᵉ période : *Dessication*. — La dessication des pustules commence dès le huitième ou neuvième jour et s'observe d'abord à la face. Les malades éprouvent un sentiment de prurit qui les fait se gratter jusqu'au sang. Dans quelques cas les pustules s'ulcèrent, une partie de la peau est détruite, et de là résultent ces cicatrices et ces brides qui défigurent quelques individus.

Dans les cas ordinaires, la chute des croûtes ne laisse qu'une teinte vineuse qui disparaît lentement.

Cette période n'est pas plus que les précédentes à l'abri de complications mortelles. Quelquefois les pustules s'affaissent, se flétrissent ; il survient des frissons irréguliers, de la prostration, de l'anxiété. C'est le pus qui est résorbé à l'intérieur : la mort est alors constante ; il en est qui meurent brusquement dans une syncope, d'autres sont emportés par un dévoiement, par des accidents cérébraux, une fluxion de poitrine, etc.

Traitement.

La petite-vérole se traite ainsi : lorsque la variole, soit discrète, soit même confluente, poursuit régulièrement sa marche sans présenter aucune complication grave, ni aucun symptôme prédominant, il ne faut faire rien d'actif. Les malades seront placés au lit, modérément couverts, dans une pièce modérément chauffée. On les soumettra à une diète absolue : ils feront usage de boissons douces, délayantes, acidulés, tempérantes, telles que limonade, solution de sirop de groseille dans l'eau, eau d'orge, etc. On donnera, dès le début, des bains de pieds pour calmer le mal de tête, et, s'il est violent, on promènera des sinapismes aux extrémités. Si les paupières sont le siège de pustules doulou-

reuses, on les baignera avec une décoction tiède de guimauve ou de graine de lin, ou mieux on y mettra de la
graisse douce, ou de la pommade camphrée. On fera
usage, pour les douleurs de gorge et de la bouche, de
gargarismes émollients comme nous l'avons indiqué pour
la scarlatine, page 174. On donnera des lavements pour
vaincre la constipation, qui est habituelle dans les trois
premières périodes, et, si elle résiste, on fera prendre
quinze à trente ou quarante-cinq grammes d'huile de
ricin ou de sulfate de magnésie. L'opium est très-utile aux
individus inquiets, agités ; mais c'est au médecin à le
prescrire.

Que dirai-je des varioles à symptômes ou complications graves? Presque toutes échouent. On a cependant
vu le délire et les convulsions violentes arrêtés par de
très-fortes doses d'opium, qu'il faut laisser le médecin
prescrire en toute liberté.

Les accidents d'adynamie, de prostration, les hémorrhagies réclament le vin de quinquina, les acides minéraux (10 à 20 gouttes d'acide sulfurique dans un litre
d'eau). Si une éruption sortait mal chez un individu
prostré, affaibli, on pourrait, à la campagne, en attendant
l'arrivée du médecin, lui administrer avec avantage l'ipécacuanha ou l'émétique, comme nous l'avons dit pour les
autres éruptions, et faire suivre cette administration de
celle de boissons chaudes stimulantes, telles que l'infusion
de thé, de celle de l'eau sucrée additionnée d'une dou-
zaine de gouttes d'alcali volatil, à prendre par cuillerées
à bouche toutes les demi-heures, en même temps qu'on
promènerait des sinapismes et qu'on ferait des frictions
sèches.

On aurait recours aux mêmes moyens en cas de rétro-cessions de l'éruption.

Lorsque, dans les varioles confluentes, les pustules ont suppuré, lorsque la tuméfaction est considérable, il convient, pour prévenir la résorption du pus et se ménager une dernière chance contre de trop apparentes cicatrices, de percer le sommet des pustules avec une lancette ou une pointe quelconque, et d'absterger avec soin la matière qui s'en écoule. On aura grand soin, pendant la période de dessication, d'empêcher les malades de se gratter et d'arracher la croûte, ce qui est une des grandes causes des brides couturées qui défigurent tant d'individus. On tâchera de calmer la démangeaison et on favorisera la chute des croûtes par des onctions huileuses et des lotions faites avec une décoction de graine de lin et de têtes de pavots, ou mieux par des onctions avec la pommade camphrée ; on changera le linge des malades dès qu'il sera raide. C'est une précaution qu'on néglige trop. Les bains tièdes sont très-utiles pour faire tomber les croûtes.

La diète est de rigueur au début de la variole ; elle peut être moins rigoureuse quand la fièvre a diminué ; au commencement de la seconde période, chez les enfants surtout, on peut leur donner un peu de lait. Le retour de la fièvre ramène les exigences de la diète.

A la fin de la suppuration, on peut recommencer à donner quelques liquides légèrement nutritifs, s'il n'y a pas de fièvre, car pour peu que celle-ci soit forte, elle est toujours une contre-indication. Le régime doit être également surveillé pendant la convalescence.

Les précautions que nous avons recommandées contre

le froid dans la scarlatine, doivent être appliquées avec la même rigueur dans la convalescence de la petite-vérole, qui est aussi une affaire d'une réclusion de cinq ou six semaines. Les abcès sont souvent la suite d'une promenade faite trop tôt, sans compter qu'on s'expose à des inflammations viscérales infiniment plus graves.

Phthisie.

On prend 3 litres d'eau que l'on met dans un grand pot de terre, non vernissé, contenant 5 ou 6 litres, et l'on finit de le remplir de pulmonaire qui croît sur l'écorce des vieux chênes, on fait bouillir jusqu'à réduction de moitié, et on le passe par un linge, on y met ensuite une livre de miel, on fait bouillir un quart d'heure, et l'on tire à clair. On en prend une tasse le matin deux heures avant déjeuner, et le soir trois heures après souper.

Autre traitement.

Dès qu'une personne donne des craintes pour la poitrine, qu'on la mette au régime suivant :

La personne malade ne doit rien prendre d'échauffant, soit pour nourriture, soit pour vêtements ; ne pas s'exposer à éprouver de trop vives émotions, de joie ou de tristesse, au printemps et à l'automne ; elle doit manger à jeun, tous les matins, 3 poignées de cresson de fontaine accommodé en salade, peu de vinaigre. Cinq à six minutes après ce déjeuner, sans pain, un bon verre de lait frais, de vache, ou, mieux encore, du lait d'ânesse. Ce régime est un des meilleurs remèdes contre la phthisie commençante.

Autre.

Voici le traitement que doivent suivre les personnes qui sont menacées de cette terrible maladie (la phthisie pulmonaire) : s'il est bien suivi, il est très-salutaire. Au printemps et à l'automne, le malade doit prendre tous les matins une demi-tasse de lait de chèvre ou de vache. Ce lait, chaud, bien mêlé avec la tisane d'orge, a la même propriété que le lait d'ânesse, il est très-adoucissant et pectoral.

Pendant ce temps, le malade doit prendre, le soir étant au lit, une forte cuillerée de sirop de limaçons, préparé de la manière suivante :

Prenez 33 gros limaçons, nettoyez-les, faites-les bouillir à petit feu dans un litre de lait, où l'on a mis une poignée de fleurs de tussilage ; quand ce mélange est parfaitement cuit, on le passe dans un linge, en exprimant fortement ; ensuite on y ajoute 250 grammes de sucre, et l'on fait cuire en consistance de sirop. Pour rendre ce sirop plus efficace, on peut y mettre, en le faisant bouillir la dernière fois, 30 grammes d'iodure de potassium. Il faut que ce mélange soit bien fait, et boucher ensuite hermétiquement les bouteilles qui renferment ce sirop. C'est un bon et excellent remède pour la poitrine.

Outre l'usage de ces deux remèdes, le malade peut prendre les fumigations suivantes. On fait brûler sur des charbons ardents une quantité suffisante de feuilles et de racines de tussilage ; le malade en reçoit la fumée par la bouche au moyen d'un entonnoir renversé, cela 3 ou 4 fois par jour, de 5 à 10 minutes chaque fois. Il est bon de faire brûler de ces mêmes feuilles et racines, dans l'appartement où l'on couche, pour que l'air qu'on respire en soit saturé. Cette fumigation est excellente pour guérir la toux sèche, la difficulté de respirer, pour suspendre les ravages de la phthisie, en desséchant les tubercules. Ceux qui préfèrent la vapeur à la fumée peuvent l'employer avec succès.

Voici comment on s'y prend. On met dans un vaisseau de terre, moitié rempli d'eau, les feuilles, les racines ; on les fait bouillir jusqu'à ce qu'elles soient cuites, le vase étant bouché ; puis on le découvre et l'on reçoit la vapeur par la bouche avec un entonnoir.

Pendant tout le temps du traitement le malade fera usage d'eau soufrée pour sa boisson ordinaire, préparée comme il suit : on met un verre de bon vin rouge dans une bouteille d'un litre, on la remplit d'eau, ensuite on fait entrer dans cette bouteille, une de ces grandes allumettes soufrées, allumée ; quand la bouteille est remplie de fumée, on retire l'allumette, puis on bouche bien et on agite la bouteille pour que la vapeur sulfureuse s'insinue au liquide.

Piqûres d'instruments.

Il est bon, lorsqu'on se pique avec quelque instrument pointu, tel que aiguille, épingle, pointe de ciseaux, de crochets, etc., de mettre sur la partie qui a été piquée et d'y maintenir des compresses d'eau sédative ou d'alcool camphré ou d'alcool vulnéraire ou de teinture d'aloès.

La composition suivante est aussi d'une grande efficacité pour les piqûres et les coupures :

Prenez : Baume du commandeur, trois cuillerées.
Eau vulnéraire rouge, une cuillerée.
Extrait de saturne, une cuillerée à café.

Mêlez et agitez la bouteille au moment de vous en servir.

Mettez des compresses sur le mal deux ou trois fois par jour.

Chlorose ou pâles couleurs.

Du grec *chloros* (vert pâle), à cause de la coloration, de la peau qui est jaune verdâtre. Affection à laquelle le sexe féminin seul est sujet, et qui attaque plus spécialement les jeunes filles : caractérisée par une grande faiblesse, des palpitations ; inertie physique et morale, inappétence ou appétit dépravé. Le ventre est assez souvent tendu ou météorisé ; il y a constipation ou dévoiement, la respiration est assez souvent courte, le pouls est faible, la chaleur du corps est diminuée, la transpiration est presque nulle.

Traitement. — On emploie avec avantage les toniques tels que la tisane de houblon, le vin de quinquina, l'infusion de camomille romaine, etc. ; les stimulants, tels que les infusions de sauge, la canelle, le girofle, la mélisse, la menthe, mais surtout les *ferrugineux*, tels que l'eau ferrée, faite de la manière suivante. Clous rouillés, une poignée. Eau bouillante un litre, faites infuser douze heures ; puis enlevez la pellicule qui s'est formée à la surface, passez et faites boire aux repas et dans la journée le vin Chalybé ; les pilules de Bland et les suivantes sont une des meilleures préparations ferrugineuses.

Prenez : Sous-carbonate de fer, 18 gr.
         Poudre de racine d'aunée, 12
         Aloès succrotin, 6

Extrait de gentiane. Q. S. pour cent vingt pilules. Une pilule le premier jour, deux le second jour; on augmente jusqu'à six par jour; sur chaque dose de pilules prendre deux cuillerées de vin d'absinthe.

Autres pilules.

Limaille de fer porphyrisé, 16 gr.
Canelle pulvérisée, 2
Extrait d'absinthe, 6

Faites des pilules de 20 centigrammes : première semaine, deux le matin, deux à midi, et deux le soir ; les autres semaines, trois le matin, à midi et le soir. Exercice en plein air pur, nourriture substantielle.

Autre remède pour les pâles couleurs. On commence le remède par une légère purgation ; on prend ensuite, pendant quinze jours ou trois semaines, les pilules suivantes, au nombre de trois ou quatre le matin, et autant le soir, deux heures avant le déjeuner, deux heures après le souper. Ces pilules doivent être de la grosseur d'un petit pois rond.

Prenez : Oxyde brun de fer, 20 gr.
         Extrait de quinquina, 5
         Extrait d'absinthe, 5
         Safran du gâtinais, 5
         Canelle réduite en poudre, 5

On fait usage chaque jour pendant ce temps-là de quatre à cinq cuillerées à bouche de vin blanc dans lequel on a mis une pincée ou deux de feuilles d'absinthe.

Ce remède est un des plus souverains que je connaisse pour cette maladie. Je l'ai toujours vu couronné de succès.

Palpitations.

On donne le nom de palpitations aux battements du cœur plus fréquents, ou plus forts et plus étendus qu'ils ne doivent l'être. Quelques palpitations sont caractérisées par l'irrégularité et la violence des pulsations. Les palpitations continues dépendent souvent d'une lésion physique du cœur ; celles qui sont intermittentes tiennent, soit à une affection nerveuse, soit à quelque autre cause souvent difficile à apprécier.

Celles-ci sont fréquentes dans la chlorose et donnent un bruit de soufflet assez distinct, lorsqu'on applique l'oreille contre la région du cœur. Les palpitations qui dépendent d'une lésion physique du cœur ont pour signes principaux : des palpitations fortes, continues, quelquefois douloureuses, soulevant visiblement les parois de la poitrine ou se faisant souvent sentir au creux de l'estomac ; la gêne de la respiration au moindre exercice, l'inégalité, la dureté, la fréquence du pouls sans fièvre ; des maux de tête fréquents avec saignement de nez ; plus tard, quand la maladie fait des progrès, ces symptômes vont en croissant, les pieds s'infiltrent, puis l'enflure gagne peu à peu les autres régions du corps jusqu'à la poitrine, et le malade succombe ordinairement avec les symptômes d'une hydropisie générale.

L'anévrisme du cœur peut amener la mort subite du malade, par la rupture du cœur ou des gros vaisseaux, par un coup de sang, une apoplexie pulmonaire ou la syncope.

On pourrait confondre avec la maladie qui précède les palpitations nerveuses qui ne s'accompagnent d'aucune lésion du cœur. Mais ces palpitations sont de courte durée, se développent subitement sous l'influence d'une cause morale, se montrant de préférence chez les femmes hystériques ou chlorotiques (*aux pâles couleurs*). Ces sortes de palpitations cèdent aux antispasmodiques légers, tels que infusions de feuilles d'oranger, eau sucrée additionnée d'un peu d'éther ou de fleurs d'oranger.

La potion suivante est aussi très-efficace :

Eau distillée de laitue,	100 gr.
Extrait de jusquiame,	10 centigr.
Sirop de capillaire,	30 gr.

On en prend une cuillerée d'heure en heure.

Quand il n'y a pas de congestion sanguine vers la tête, on peut remplacer l'extrait de jusquiame par 0, 05 centigr. d'extrait d'opium, ou par 0, 05 centigr. d'extrait de belladone, particulièrement dans la coqueluche.

Le traitement des palpitations, venant d'une lésion du cœur, consiste à employer les sédatifs du cœur. Un seul médicament a, selon nous, cette propriété : c'est la digitaline, qu'il ne faut pas confondre avec la digitale. La digitale renferme, en sus de la digitaline, un principe soluble dans l'eau, qui est excitant à un haut degré, tandis que la digitaline n'a d'autre vertu que de calmer les batte-

ments. Le sirop de digitale, selon la formule de Labé-
lonye, a la même propriété que les granules de digitaline.

Le sirop suivant est aussi très-efficace pour calmer ces
sortes de palpitations :

Sirop simple,	1,250 gr.
Teinture alcoolique de digitale,	32
Extrait aqueux de datura stramonium,	0,50 centigr.

Faites dissoudre l'extrait dans un mélange fait avec :

Eau,	4 gr.
Alcool,	1

Filtrez, mêlez à la teinture de digitale, et goûtez au
sirop quand il sera cuit à 30 degrés, puis passez à travers
un linge, mettez en bouteille quand il sera froid, et conservez pour l'usage.... On en donne pour un adulte quatre fois par jour. Une cuillerée chaque fois, dans une
tasse d'infusion d'hyssope ou de feuilles d'oranger.

Panaris.

On doit craindre un panaris lorsqu'on ressent dans
l'un des doigts de violents élancements, avec gonflement,
forte inflammation, que la douleur se fait sentir dans
tout le bras jusqu'à l'épaule.

Traitement. — Dès le début, il faut chercher à le faire
avorter en faisant des frictions, trois fois par jour, avec
l'onguent mercuriel double ; puis on enveloppe le doigt
d'un linge enduit d'onguent mercuriel, en ayant soin de

ne mettre de l'onguent que sur la partie enflammée, et de faire attention qu'il ne touche pas les autres doigts. Si, après deux ou trois jours, les douleurs persistent, et que le gonflement devienne plus grand, il faut substituer à l'onguent mercuriel les cataplasmes maturatifs que nous avons indiqués pour le traitement des abcès ; il faut tâcher de faire sortir le pus ou le mauvais sang le plus promptement possible.

Première recette.

Dès le début du panaris, on fait tremper la main malade une bonne demi-heure dans une forte décoction de tête de pavots, aussi chaude qu'on peut la supporter ; après cela, on recouvre le doigt malade d'une pommade faite d'un jaune d'œuf bien battu avec du sel de cuisine ; on laisse ce cataplasme douze heures, et on le remplace ensuite par l'onguent suivant :

Huile d'olive,	125 gr.
Eau de chaux,	30

Deux blancs d'œufs. On mélange ces trois substances, et on bat jusqu'à ce que le tout soit bien incorporé, et réduit en pommade légèrement épaisse. Pour s'en servir, on en recouvre un linge que l'on met sur le panaris ; on le change matin et soir jusqu'à parfaite guérison.

Autre recette.

On enveloppe le doigt malade avec une bande à plusieurs tours, fortement imbibée d'alcool camphré ou d'eau sédative, on introduit le doigt ainsi enveloppé dans un doigtier de peau ou de vessie de porc ; la fièvre du mal tombe aussitôt, et comme par enchantement ; on verse de l'alcool camphré dans le doigtier chaque fois que l'on sent les linges sécher et que les élancements recommencent. Au bout de deux ou trois jours, la peau crève, se détache sur l'endroit envahi. On sent alors que l'alcool pique ; on enlève l'appareil, on lave le doigt avec de l'eau de goudron tiède ; au lieu d'alcool camphré, on ne se sert plus, dès ce moment, que de pommade camphrée ; on entoure le doigt de plumasseaux de charpie enduit d'une forte couche de pommade camphrée, et on remet le doigt ainsi pansé dans le doigtier ; et, dès qu'on sent une petite démangeaison, que la charpie est sèche, on verse dans le doigtier de l'huile camphrée ; on panse toutes les vingt-quatre heures de la même façon. A l'aide de cette médication, si l'on s'y prend au début, le doigt, après la guérison, ne présente aucune cicatrice.

Nota. Si on ne peut faire avorter le panaris, il faut l'inciser, dès le début, puis le panser avec l'onguent divin et avec des cataplasmes au vin.

Paralysie.

Le traitement de la paralysie consiste à donner des purgatifs. Les plus employés en cette circonstance sont la poudre de jalap à la dose de 2 à 4 grammes, les pilules aloétiques, les grains de santé du docteur Franck.

Les lavements au sel de cuisine ou au sulfate de magnésie ou de soude sont aussi d'une grande efficacité, vésicatoire derrière le cou et le long de la colonne vertébrale, frictions stimulantes le long de la colonne vertébrale et sur la partie paralysée.

Le liniment suivant est efficace :

Huile d'olive,	60 gr.
Ammoniaque liquide,	8

Mêlez, agitez et servez-vous-en au besoin.

Pertes blanches.

Cette maladie débute par une irritation ou une inflammation souvent très-peu intense ; elle affecte particulièrement les femmes d'une constitution faible et lymphatique, celles qui habitent les grandes villes, les lieux ou les climats froids ou humides, qui mènent une vie molle et licencieuse, qui font un usage trop fréquent de bains.

Les malades éprouvent une douleur obtuse dans le vagin, dans l'hypogastre, dans les cuisses, de la langueur, de la pâleur, des tiraillements d'estomac, et un dérangement des fonctions digestives, etc. La durée de la leucorrhée est longue et indéterminée : elle cesse quelquefois spontanément ; mais souvent elle persiste pendant toute la vie.

Traitement. — Le traitement de cette maladie est le même que celui de la chlorose ou pâles-couleurs.

De plus, il est bon de prendre de l'exercice au grand air ; on peut aussi faire des injections avec la décoction de feuilles de noyer.

Pendus et secours à donner.

La première chose à faire est de couper la corde qui étreint le cou ; de poser le corps à terre sans le blesser, et avec le moins de secousses possibles. Tout cela sans délai, et, bien entendu, sans attendre l'arrivée de l'officier public. On défait les vêtements qui peuvent gêner le sujet, et nuire ainsi à la respiration et à la circulation. On place le corps sur un lit ou sur un matelas, la tête et la poitrine élevées, et on cherche à le réchauffer en promenant des fers à repasser chauds sur tout le corps, et en pratiquant des frictions sur ces mêmes parties avec une pièce de laine qu'on imbibe avec un mélange d'ammoniaque et d'huile dans le rapport de un à quatre.

Le corps légèrement incliné à droite, sur le matelas, on place sous son nez un flacon d'acide acétique ou d'ammoniaque étendue, et on exerce de légères compressions alternatives sur la poitrine ou sur le ventre, en vue de rétablir la respiration, car c'est vers ce but que doivent tendre tous les efforts. Si ce moyen est infructueux, après quelques secondes on devra recourir au grand moyen, celui qui produit de merveilleux effets dans ces cas : nous voulons parler de l'insufflation de l'air de bouche à bouche, en alternant cette insufflation avec la pression précitée des mains sur la poitrine et l'abdomen.

Lorsque le sujet revient à la vie, il est quelquefois nécessaire de saigner, de purger et de faire vomir ; mais on soumet l'appréciation de cette médication aux lumières d'un médecin. Si le médecin appelé n'a pu parvenir encore au lit du malade, on fera bien de lui faire avaler des boissons vinaigrées d'abord, et puis alcoolisées avec un peu d'eau-de-vie. Des lavements au vinaigre et au sel sont encore indiqués. S'il se plaint de céphalalgies, lui appliquer des compresses d'eau salée et vinaigrée sur la tête. Enfin, si la face est injectée et surtout violacée, on appliquera six à huit sangsues derrière chaque oreille ou des sinapismes aux jambes.

Prurigo

ou démangeaisons intenses.

Cette maladie réclame des bains simples et les boissons rafraîchissantes dans la première période ; plus tard, les bains alcalins, de vapeur. La pommade suivante produit de bons résultats :

> Prenez : 8 gr. de goudron.
> 4 laudanum.
> 30 axonge.

Mêlez et faites-en usage matin et soir.

Ozène.

Pour faire disparaître la puanteur du nez qui affecte quelques personnes, on peut employer les remèdes suivants :

Prenez : Liqueur de Labarraque, 30 gr.

Mettez dans un litre d'eau et faites des injections dans le nez deux fois par jour, avec cette solution.

Autre remède.

Prenez deux noix muscades, faites-les infuser durant quarante-huit heures dans 250 grammes de vin rouge, passez et aspirez par le nez, deux ou trois fois par jour.

La décoction de rue est aussi très-bonne en injections.

La vapeur d'infusion de marc de café aspirée par le nez, au moyen d'un entonnoir renversé, produit aussi de bons résultats pour guérir de cette incommodité.

Rachitisme.

Le rachitisme, ou le ramollissement des os, est une des formes que prend la maladie scrofuleuse dans le bas âge ; son traitement est le même. Quand cette affection n'est pas parvenue à un haut degré, on la voit souvent se dissiper d'elle-même à mesure que le corps se développe ; mais, à une période plus avancée, elle persiste tonte la vie. Un des remèdes dont on se trouve le mieux dans le rachitisme, c'est l'huile de foie de morue, à la dose d'une cuillerée à café, matin et soir, chez les enfants en bas âge. On obtient aussi un résultat avantageux des amers et des ferrugineux (tisane de houblon, gentiane etc.), des bains d'eau salée, 250 grammes par bain ; des frictions sur les membres, avec l'eau-de-vie de grains. On fait coucher le malade sur la fougère.

Rhumatisme.

C'est une affection douloureuse essentiellement mobile, le plus souvent causée par un froid humide qui attaque les jointures ou les muscles.

Le rhumatisme des jointures ou articulaire est aigu ou chronique : lorsqu'il est aigu, il donne une fièvre plus ou moins forte ; il y a gonflement et rougeur de la partie affectée.

Traitement. — Avant l'arrivée du médecin, repos au lit, modérément couvert, boissons tièdes légèrement sudorifiques, ou plutôt diurétiques ; cataplasmes émollients ou narcotiques.

Lorsqu'il est chronique, les douleurs sont vives ; il n'y a pas de fièvre, mais toujours même mobilité.

Traitement. — Le liniment suivant est d'une grande efficacité :

Chloroforme,	8 gr.
Baume tranquille,	15
Laudanum,	4

Quand la partie malade est enflée, on double la dose de baume tranquille.

Usage. — On fait des frictions avec ce liniment, deux ou trois fois par jour ; puis on met une compresse imbibée de ce même liniment. On met dessus de la ouate que l'on recouvre d'une toile cirée, afin qu'il ne s'évapore pas.

Les bains et les douches de vapeurs, les fumigations, les bains sulfureux sont d'une grande efficacité ; porter la flanelle sur la peau.

Autre traitement. — On fait bouillir d'abord dans un litre d'eau, jusqu'à ce qu'il soit réduit de moitié, 50 grammes de branches de buis ; on le coule et on en prend un bon verre, après avoir subi la fumigation suivante, avant de se mettre au lit. Pour faire cette fumigation, on prend du camphre en poudre, des fleurs de camomille romaine, du tabac à fumer bien sec, 50 grammes de chacun, ce qui fait en tout 90 grammes, que l'on réduit en poudre très-fine, après les avoir bien mélangés. On a une chaise non empaillée sur laquelle on fait asseoir le malade, vêtu seulement de sa chemise. On l'enveloppe jusqu'au cou d'une couverte de laine, en ayant soin que la couverture enveloppe et couvre bien le malade et la chaise. On met ensuite sous la chaise un réchaud plein de feu, sur lequel on jette de temps en temps une pincée de la poudre ci-dessus. Cette poudre produit une fumée qu'il ne faut pas laisser échapper et qu'on doit recevoir sur tout le corps, mais particulièrement sur les parties affectées de rhumatisme. On reste dans cet état jusqu'à ce que les poudres aient fini de brûler.

Cette opération faite, on prend un verre de décoction de buis, et on se met au même instant au lit, pour y prendre, pendant une heure ou une heure et demie, un bain à la vapeur de chaux. Voici comment se prépare ce bain :

On met dans un pot assez grand un kilogramme de chaux vive sur laquelle on verse deux grands verres d'eau ; le malade ou une autre personne prend de suite le pot fumant, et le met dans son lit dans lequel on aura mis un demi-cercle pour soulever les couvertures, afin que le pot ne puisse toucher le linge et que la vapeur puisse circuler librement.

Comme on n'entre pas la tête dans le lit, on n'a rien à craindre de cette vapeur qui n'est point malfaisante ; on se sentira d'abord tout inondé : il ne faut pas s'effrayer, cette grande humidité ne durera pas longtemps.

Ce bain à la vapeur de chaux est excellent pour combattre les rhumatismes les plus opiniâtres. Quand l'humidité a disparu, on se fait frotter ou on se frotte vivement les parties douloureuses avec une pièce de laine, ou mieux avec des orties piquantes. Puis on se fait frictionner avec la pommade suivante :

Une livre de beurre frais non salé, dans lequel on a fait bouillir pendant 15 ou 20 minutes une poignée de feuilles de genévrier et autant de feuilles de sauge verte. A défaut de genévrier, on peut mettre à la place du thym ou serpolet. Quand cette pommade est faite, on la tire à clair et on la met dans un petit pot que l'on couvre bien pour s'en servir au besoin. Quand on a fait ce traitement, il faut tenir bien chaudement les parties affectées de rhumatismes. C'est un excellent moyen, et préservatif pour empêcher les récidives. Dans le cas où l'on ressentirait de nouvelles atteintes, il faudrait refaire le traitement que je viens d'indiquer, et alors, si le rhumatisme n'était pas complétement détruit, il céderait du moins à ce remède pour plusieurs années.

Rougeole.

La rougeole est une maladie de tous les climats et de toutes les saisons. Son maximum de fréquence est, toutefois, vers l'équinoxe du printemps. Il est très-rare que l'on échappe à la rougeole : c'est donc une maladie des plus communes. Elle est plus particulièrement une maladie de l'enfance, et encore affecte-t-elle de préférence certains âges de cette époque de la vie. C'est de trois à cinq ans qu'elle est la plus commune. Jusqu'à dix ans, elle se montre encore assez souvent ; elle devient de plus en plus rare jusqu'à quinze, et ne se déclare plus ensuite que chez un très-petit nombre d'individus après cet âge. On l'observe néanmoins encore sur des vieillards. C'est en temps d'épidémie surtout que l'on voit les adultes en être atteints, parce qu'alors elle a acquis un plus haut degré d'énergie, comme le font d'ailleurs toutes les maladies sur une population entière.

La rougeole est éminemment contagieuse. Elle se communique par infection, c'est-à-dire que l'atmosphère qui entoure le malade la transmet sans que le contact de ce dernier soit nécessaire. Tantôt elle n'attaque que des individus isolés; d'autres fois elle est épidémique. La rougeole n'attaque les individus qu'une seule fois dans la vie.

Symptômes.

La rougeole n'éclate ordinairement que six ou sept jours après avoir été prise par contagion; on n'observe aucun dérangement appréciable dans la santé pendant cet intervalle de temps. La rougeole comprend trois périodes :

1re *Période de la rougeole : invasion.* — Le débnt est marqué par des frissons, des lassitudes, du malaise, du dégoût pour les aliments, du mal de tête, de la fièvre, tout cela à un degré variable.

2e *Période : éruption.* — L'éruption apparaît du troisième au quatrième jour, quelquefois plus tôt, rarement plus tard. Elle est ordinairement précédée et accompagnée de sueurs. L'éruption consiste en de petites taches rouges, irrégulières, ayant pour la plupart la forme et les dimensions d'une morsure de puce, et formant souvent une légère saillie.

3e *Période ; desquamation.* — La desquamation ne s'observe pas chez tous les malades. Le plus souvent cependant, on voit, du neuvième au quatorzième jour de la maladie, l'épiderme se détacher en plusieurs parties sous forme de lamelles analogues à du son. A cette époque, toutes les fonctions reviennent à leur état normal. Il n'est pas rare, néanmoins, de voir les malades conserver longtemps encore tous les symptômes d'une bronchite ou catarrhe pulmonaire ; la voix reste rauque, la toux est sonore et conserve un timbre particulier qui lui a fait donner le nom de *toux férine.*

La rougeole est généralement une maladie bénigne ; il ne faut pas oublier cependant qu'elle peut prendre inopinément un caractère grave, même au milieu de la marche la plus régulière. C'est donc toujours une maladie sérieuse.

Traitement de la rougeole.

Lorsque la rougeole est bénigne, ce qui est le plus ordinaire, il n'y aucun traitement actif à faire, et de simples mais sévères précautions suffisent. Dès qu'apparaissent les symptômes fébriles qui la peuvent faire soupçonner. On fera coucher le malade et on lui fera garder le lit, on préservera ses yeux d'une trop vive lumière, à cause de l'état d'irritation dans laquelle ils sont déjà, et que cette dernière pourrait exaspérer, au point d'amener une véritable ophthalmie qu'on a appelée ophthalmie morbilleuse. On couvrira le malade suffisamment, mais sans excès. On se gardera de l'exciter aux grandes sueurs en l'accablant de couvertures, en le gorgeant de boissons chaudes et excitantes, dans le but de provoquer une éruption plus abondante. Une éruption modérée vaut d'ailleurs mieux qu'une éruption très-abondante, qui n'annonce d'ordinaire que la violence du mouvement fébrile, et est, par cela même, d'un caractère sérieux.

Le malade fera usage de boissons émollientes, à une température chaude, telles que les infusions pectorales de mauve, de violette, de bourrache, des quatre-fleurs. On lui fera garder la diète, à moins que ce soit un enfant, et alors celle-ci sera moins rigoureuse. Si la bronchite est intense, on se comportera comme il a été dit pour le rhume. Lorsque cette bronchite est très-intense avant l'apparition de l'éruption, on se trouve très-bien de donner un vomitif, et dans ce cas l'ipécacuanha mérite la préférence sous forme de sirop et par cuillerées à café, jusqu'à production de vomissements. Après l'âge de trois ou quatre ans, on le donne de préférence en poudre, à la dose d'autant de fois de cinq ou six centigrammes que l'individu a d'années : le tout partagé en trois ou quatre doses. Le vomitif produit une poussée à la peau, qui hâte souvent l'apparition de l'éruption, ce qui est un avantage, et la fait sortir plus régulièrement. S'il était arrivé qu'on se fût trompé, qu'on n'eût affaire qu'à un rhume, à une fièvre catarrhale au lieu du début d'une rougeole, il n'y aurait aucun motif de regretter d'avoir employé le vomitif, car il produit toujours de bons effets, même en cette circonstance.

Scarlatine.

La scarlatine, appelée aussi *fièvre rouge*, *fièvre pourpre* ou *pourprée*, est une affection contagieuse, fébrile, caractérisée par de petits points rouges ou par de larges plaques d'un rouge framboise, occupant presque toute la surface du corps, s'accompagnant d'une coloration analogue dans la bouche, avec angine, *mal de gorge* (*esquinancie*), plus ou moins violente.

La scarlatine est contagieuse, moins toutefois que les maladies que nous venons de citer ; mais elle l'est encore beaucoup. Elle n'affecte qu'une seule fois le même individu ; la récidive est très-rare, et d'ailleurs très-difficile à vérifier, la rougeole et la scarlatine étant souvent confondues ensemble.

Symptômes.

L'incubation de la scarlatine est plus courte que celle de la rougeole ; c'est ordinairement trois jours après s'être exposé à la contagion qu'on en ressent les premiers phénomènes. Le cours de cette maladie se divise en trois périodes.

1re *Période : invasion.* — Frissons, fièvre, grand malaise, mal de tête ; quelquefois des épistaxis ou saignement de nez, des nausées, des vomissements, qui font croire à une indigestion. Il y a du mal de gorge. La bouche et la gorge offrent souvent une couleur framboisée. Les enfants ont quelquefois du délire, de la somnolence, des convulsions. Tout cela s'aggrave jusqu'au deuxième jour, époque à laquelle l'éruption commence.

2e *Période : éruption*. — Celle-ci commence d'ordinaire par se montrer au cou, ensuite à la face, et surtout aux joues, dont la coloration est plus intense qu'aux autres parties de la figure. Quelquefois c'est sur d'autres points qu'elle commence. Au bout de vingt-quatre heures, elle est complète et générale. La peau offre alors une coloration écarlate uniforme, comme si on l'avait barbouillée avec du jus de framboise. Il est des cas où la coloration n'existe que par plaques irrégulières, séparées par des intervalles où la peau est saine. Assez souvent, au lieu de larges taches, on voit une multitude de petits points rouges extrêmement rapprochés les uns des autres et très-réguliers, qui donnent à la peau l'aspect de certains granits très-fins.

3e *Période : desquamation*. — Vers le cinquième ou le sixième jour, l'éruption pâlit, la peau se détuméfie, la fièvre tombe, le mal de gorge disparaît. Au huitième jour, il n'y a généralement plus de traces de rougeur. La desquamation, qui commence ordinairement vers le cinquième jour, quelquefois plus tard, dure bien plus longtemps. Elle a lieu par larges plaques ; l'épiderme d'un doigt, d'un orteil, se sépare parfois tout d'une pièce, comme un doigt de gant.

Traitement de la scarlatine.

La nature fait seule les frais de la guérison des scarlatines simples et régulières, c'est-à-dire, après tout, du plus grand nombre. La diète plus ou moins sévère, suivant qu'il y a plus ou moins de fièvre ; absolue, quand celle-ci est intense. Le repos au lit, les bains de pieds avec ou sans moutarde, matin et soir, les boissons acidulées, telles que la limonade, l'orangeade, les sirops de groseille ou de cerise dans l'eau, une température douce, tels sont les moyens à employer.

Il faut se garder du froid : mais il ne faut pas porter à la sueur. Le malade sera modérément couvert.

Le mal de gorge, s'il est intense, réclame des gargarismes émollients. Un mélange de décoction de guimauve ou de figues, un verre, par exemple, avec un quart ou un tiers de lait, fait parfaitement l'affaire. Si la douleur de gorge est intense, on fait bouillir deux têtes de pavots et une cuillerée à café de graine de lin dans deux cents grammes ou un verre d'eau, jusqu'à réduction d'un tiers ; on passe et on ajoute une cuillerée à bouche de miel. Quand la douleur est calmée, si le gonflement persiste, on fait un verre de décoction d'orge ou de feuilles de ronces, et on y ajoute une cuillerée de miel rosat, ou même de miel simple et une cuillerée à café d'alun. Si l'angine était dès le premier jour excessivement intense, si les amygdales et le fond de la gorge étaient recouverts de matières, un gramme et demi d'ipécacuanha ou cinq à dix centigrammes d'émétique pourraient être données, si l'on n'avait pas de médecin à sa portée. Le vomitif est excellent dans les angines ; dans la circonstance actuelle, il hâterait l'apparition de l'éruption, qui a de la tendance à retarder dans les scarlatines angineuses. On le ferait suivre, si la suffocation persistait, de l'application de sinapismes, à la nuque d'abord, puis dans le dos, et ensuite par tout le corps.

Les sinapismes sont à peu près la seule ressource

domestique à employer dans les accidents graves de la scarlatine, en l'absence du médecin.

Ce que nous avons dit des précautions à prendre dans la convalescence de la rougeole s'applique avec bien plus de rigueur encore à la période de desquamation et à la convalescence de la scarlatine. Le froid serait plus pernicieux encore à cette époque de la maladie qu'au moment de l'éruption, parce que le grand danger de la convalescence, c'est l'hydropisie, et que rien n'y expose davantage que l'impression de l'air froid. Les praticiens prudents recommandent de ne pas permettre aux malades, dans les saisons chaudes, de s'exposer à l'air extérieur, et de leur interdire, dans les saisons froides, de passer d'une chambre dans une autre, et de s'exposer au moindre changement de température. Lorsque, malgré ces précautions, l'anasarque survient, il faut rappeler le médecin. Les bains tièdes conviennent alors, surtout s'il y a fièvre. S'il n'y en a pas, c'est le cas d'exciter la transpiration par les boissons aromatiques chaudes, par des frictions sèches avec de l'eau-de-vie ou la pommade camphrée ; on fait coucher le malade dans une couverture de laine. De légers purgatifs et des toniques, tels que le quinquina, la gentiane, le houblon, la petite centaurée conviennent, ainsi que les ferrugineux, chez les individus faibles, mais seulement quand il n'y a pas de fièvre.

Scorbut.

Le scorbut est un état de décomposition du sang qui a pour signes principaux : le boursouflement des gencives, qui saignent au moindre attouchement ; la fétidité de

l'haleine ; la vacillation et la chute des dents ; un accable-
ment général, une respiration faible, devenant pénible
au moindre effort ; un pouls petit ; un teint blême avec
bouffissure de la face ; enflure des jambes taches ; bleuâtres aux extrémités.

Plus tard, quand la maladie a fait des progrès, hémorrhagies difficiles à arrêter, par le nez, la bouche, le fon-
dement, des défaillances, des ulcères bleuâtres et sai-
gnants sur les jambes, des douleurs sourdes dans les os,
assez souvent la gangrène des extrémités inférieures, le
marasme ou l'hydropisie.

Le scorbut de terre, en général moins grave que le
scorbut de mer, peut durer des années entières sans entraîner d'accidents dangereux, quand il ne sévit pas avec
une grande violence.

Le défaut d'exercice, le manque d'aliments frais, l'habitation dans un air vicié, humide, sont les causes ordinaires du scorbut. Le scorbut de terre, le seul dont nous
ayons à nous occuper ici, a pour principal remède les
acides végétaux ou minéraux. Ainsi un des moyens curatifs les plus efficaces est le suc de citron, à la dose de 100
à 200 grammes par jour. Quand la faiblesse est très-
grande, on emploie le quinquina, la limonade minérale,
que l'on prépare par l'addition de quelques gouttes
d'acide sulfurique dans l'eau, jusqu'à agréable acidité ; le
sirop antiscorbutique par cuillerées mêlé avec du vin de
quinquina, partie égale de chacun. Enfin on met le malade à un bon régime composé de viande mêlée aux légumes ; on recherche ce qu'il faut faire pour l'assainisse-
ment de son habitation, de son genre de vie.

Le collutoire suivant est aussi bon pour la bouche :

Collutoire Antiscorbutique.

Acide chlorhydrique,   15 gr.
Eau simple,   150 »
Sirop de mûres,   30 »

Mêlez.

Autre.

Borax,   5 gr.
Eau,   20 »
Miel rosat,   40 »
Teinture de myrrhe,   20 »

Employé aussi contre les aphthes.

La surdité.

La surdité reconnaît tant de causes différentes, qu'il n'est possible qu'à un homme spécial en ces matières d'y apporter remède en parfaite connaissance de cause. Les surdités anciennes obligent, d'ailleurs, de recourir à des opérations très-délicates, qui ne sont même familières qu'à un petit nombre de praticiens. Je ne parlerai donc ici que de quelques surdités accidentelles ou récentes, qui cèdent parfois aux moyens les plus simples : telle est celle qui a son siége dans le conduit auditif externe, et qui provient soit d'un écoulement, soit d'un amas de cérumen durci par le temps, et par l'omission des soins de propreté.

Pour nous, qui voulons arriver le plus directement à

soulager, nous considérons comme de trois sortes les maladies de l'organe auditif qui produisent la surdité : celles de l'oreille interne, celles du tympan et celles de l'oreille externe.

1º Lorsque le nerf acoustique est frappé de paralysie, soit par suite d'une affection qui lui est propre, soit par une compression exercée par un épanchement sanguin ou séreux, il cesse de transmettre ses sensations au cerveau, et il y a surdité : voilà pour le premier cas.

2º Lorsque le tympan s'épaissit, par suite d'une lésion spéciale, lorsqu'il est atteint extérieurement d'une affection dartreuse, il cesse de bien vibrer et transmet mal, à l'oreille interne, les vibrations qui viennent de l'air extérieur il y a donc perte ou amoindrissement du sens de l'ouïe.

3º Enfin, lorsque l'oreille externe et le tube auditif sont atteints d'une affection dartreuse, d'un ulcère qui suppure, et que le produit de cette exsudation, se concrétant par la dessiccation, bouche ce conduit et empêche l'accès de l'air extérieur jusqu'au tympan, il y a encore perte totale ou partielle de l'ouïe.

D'après ces données, quelles sont les ressources que présente la médecine ?

Dans le premier cas, c'est-à-dire dans les cas de paralysie du nerf acoustique, on doit essayer l'usage des purgatifs, combiné avec celui des autres révulsifs : par exemple, se purger tous les huit jours avec une bouteille d'eau de Sedlitz à 45 ou 60 gram., selon que le sujet sera réfractaire à la purgation. En même temps, faire suppurer le derrière des oreilles par l'application de mouches de Milan, ou tout simplement par des onctions répétées, tous les soirs, avec la pommade épispastique verte.

Enfin, si on n'obtient pas de résultat ou qu'on n'obtienne qu'une amélioration, on devra essayer d'un cautère à la nuque. Ces cautères sont ordinairement établis par l'application de la potasse caustique, et ne peuvent guère être placés que par un homme de l'art. Les cas d'épaississement du tympan sont très-rares. Il arrive quelquefois que le tympan s'excorie par l'effet d'une affection dartreuse ; mais cette maladie rentre alors dans le troisième cas dont nous avons parlé, et le traitement en est le même. Dans les cas d'épaississement du tympan, on a eu recours dans ces derniers temps, pour guérir la surdité, à la perforation de cette membrane ; mais, outre que cette opération est grave par les suites qui peuvent en résulter, elle est d'une extrême difficulté à pratiquer, en sorte qu'on doit, dans ce cas, en référer aux lumières, non-seulement d'un bon médecin, mais encore d'un médecin spécialiste.

Quant à la surdité de notre troisième division, c'est-à-dire celle qui provient de l'obturation du conduit de l'oreille externe, il y a lieu de déboucher l'oreille d'abord, ensuite de traiter la dartre qui a produit la sécrétion.

Pour déboucher les oreilles, ainsi fermées par une couche d'exsudation desséchée, mêlée souvent avec du cérumen, nous conseillons un moyen d'une grande simplicité. Il consiste à faire des injections tièdes d'eau d'orge et de miel rosat, ou à introduire dans le tube auditif du coton fortement imbibé du mélange suivant :

Eau distillée,	12 gram.
Alcool vulnéraire,	4 »
Ammoniaque liquide,	10 gouttes.

A le retirer trois heures après, et à pratiquer de fortes injections au moyen d'une seringue pour enfant ou tiers de seringue avec de l'eau tiède.

Il arrive encore très-souvent que les surdités sont produites par accumulation de simple cérumen, et ce sont alors les plus faciles à guérir, en opérant comme nous venons de le dire. On est donc tout étonné de produire des guérisons qui semblent vraiment miraculeuses, car le malade sent ainsi ses oreilles se déboucher et son organe devient d'une sensibilité exquise.

Règle générale. — Lorsqu'un cas de surdité se présentera et qu'on ne saura à quelle cause l'attribuer ou à laquelle des divisions précitées elle appartient, on devra procéder ainsi qu'il suit : d'abord, examiner les oreilles au grand jour, et si elles paraissent renfermer beaucoup de cérumen ou de matière concrète quelconque, tenter l'expulsion de ces matières par les moyens déjà indiqués. S'il y a guérison et qu'il ne soit sorti que du cérumen, borner là ces moyens, sauf à y revenir plus tard ; mais recommander au sujet de curer les oreilles de temps en temps, par les procédés en usage.

Si la matière expulsée de l'oreille est de nature purulente ou sanguinolente, c'est-à-dire si elle a un aspect blanchâtre ou tout à fait noir comme du sang, on doit supposer avec raison qu'elle provient d'une affection dartreuse ou qu'elle résulte d'abcès qui se produisent dans l'oreille, surtout s'il y a douleur, lors de l'introduction des liquides. Dans ce cas, on fait maintenir pendant quelques jours, dans l'oreille, du coton imbibé avec le mélange suivant :

Extrait de saturne,   2 gram.
Eau de rose,   20 »
Laudanum de Sydenham,   10 gouttes.

On soumet en même temps le malade à l'usage de l'huile de foie de morue composée, à la dose d'une cuillerée soir et matin, pendant un mois au moins. Il est toujours bon, dans le doute de l'existence dans l'oreille de dépôts purulents ou de cérumen, de tenter l'opération mécanique, qui doit avoir pour effet de les expulser, et si on n'obtient pas de guérison ou d'amélioration sensible, qu'il sorte ou non de ces matières, on devra en conclure, avec presque certitude, que l'affection tient à la paralysie du nerf acoustique, ou tout au moins à une affection de l'oreille interne.

Autre remède.

Le remède suivant est très-efficace pour la surdité, quelle qu'en soit la cause.

Prenez : savon médical, 2 grammes ; ratissez-le dans une cuvette et jetez-y dessus un demi-litre d'eau bouillante, battez et faites mousser comme des œufs à la neige, puis faites le mélange suivant :

Huile d'amandes douces,   30 gram.
Huile de ricin,   30 »
Huile d'oignons de lis blancs,   30 »
Eau de Cologne,   30 »

Agitez la bouteille jusqu'à ce que ces substances soient bien mélangées ; jetez 2 cuillerées à bouche de cette composition dans l'eau de savon bien chaude, en la remuant, pour que le tout soit bien mêlé, ensuite faites avec une seringue bien tamponnée 20 fortes injections dans chaque oreille (si la personne est sourde des deux côtés), pendant qu'une personne tiendra et contournera l'oreille, de manière que celle qui fera les injections puisse voir le fond de l'oreille et les pousser directement vingt fois de suite. Ces injections retombent dans la cuvette, où elles sont reprises de suite.

Le demi-litre d'eau ainsi préparé peut servir pour les deux oreilles, que l'on injecte l'une après l'autre ; il faut se hâter pour que l'eau soit encore chaude.

Avant la première opération, il faudra avoir soin de nettoyer les oreilles, de façon qu'il n'y reste point d'ordures qui puissent empêcher les injections de pénétrer jusqu'au fond.

Une petite purgation devient quelquefois nécessaire après le traitement et la guérison de la surdité. S'il arrivait que la personne à laquelle on fait le traitement éprouvât des douleurs dans la tête, on pourrait diminuer les injections : par exemple, n'en faire que dix au lieu de vingt, ou bien mettre un jour d'intervalle entre chaque opération.

Il y a des personnes qui ont été guéries après huit jours, d'autres quinze jours, et d'autres trois semaines.

Une personne de vingt-cinq ans, sourde depuis son enfance, vient d'être guérie. Une autre plus âgée, mais sourde depuis deux ans seulement, a été également guérie, et beaucoup d'autres encore, qu'il serait inutile de citer. S'il arrivait que l'on ressentit quelque atteinte de surdité après avoir été guéri, il suffirait de recommencer le remède une ou deux fois.

Autre maladie de l'oreille.

La plus commune est l'otite ou inflammation de l'oreille. Quand elle occupe le conduit externe, on le trouve rouge et gonflé ; il en sort bientôt une humeur muqueuse ou purulente. Quoique très-douloureuse parfois, cette inflammation est beaucoup moins grave que celle de l'oreille interne.

Celle-ci a pour signes : une douleur violente, souvent intolérable, avec chaleur, tension du côté correspondant de la tête, douleur au fond de la gorge, le plus souvent de la fièvre. Le conduit auditif paraît dans son état naturel, à moins qu'il ne participe à l'inflammation. A un haut degré, cette maladie peut occasionner du délire et s'étendre au cerveau. Elle se termine souvent par suppuration ; le pus s'écoule tout à coup en dehors par la rupture de la membrane du tympan, ou dans la bouche, par le conduit qui communique du gosier dans l'oreille interne.

Quand l'inflammation est vive : saignée, sangsues répétées derrière l'oreille malade, bains de pieds à la moutarde, lavements purgatifs, tisanes rafraîchissantes, diète, injections tièdes de lait et d'eau de pavots dans l'oreille, qu'on recouvrira, en outre, d'un cataplasme émollient et calmant. L'huile, qu'on emploie quelquefois pour ces injections, a l'inconvénient de rancir. Quand la douleur est extrême, on peut se servir, dans le même but, de la solution opiacée. On favorise la sortie du pus, quand il y a lieu, par des injections tièdes d'eau d'orge et de miel rosat, ou par des gargarismes de même nature. Quand l'otite interne a un certain degré de gravité, il ne faut pas oublier qu'elle peut avoir des conséquences très-graves, et ne pas négliger de prendre l'avis d'un médecin.

Suette.

La suette est une maladie caractérisée par des sueurs abondantes, de l'embarras gastrique et des accidents nerveux. La misère, les privations, les chagrins, les fatigues, l'habitation dans des localités basses, humides et malsaines, le voisinage des eaux stagnantes et croupissantes, qui ne jouent aucun rôle dans la production des fièvres éruptives, favorisent manifestement le développement de la suette. Elle ne paraît pas contagieuse et peut se montrer plusieurs fois sur un même individu. Elle est tantôt simple ou bénigne, tantôt grave ou maligne.

1° La suette bénigne est rarement précédée de malaise ou de fièvre ; le plus souvent elle apparaît brusquement, soit pendant le jour, soit pendant la nuit : des sueurs abondantes, fétides ou non, un mal de tête violent avec rougeur de la face, un resserrement très-pénible et très-douloureux au creux de l'estomac (épigastralgie des auteurs) avec oppression et palpitations, un brisement remarquable des forces, parfois des crampes dans les bras et dans les jambes, tels sont les symptômes qui annoncent son invasion. Au bout de deux ou trois jours il survient une éruption de très-petits boutons rouges (*millet rouge*), ou remplis de sérosité (*millet blanc*). Enfin, après quelques jours de cet état, pendant lequel les sueurs ont, sauf de légers intervalles, coulé de manière à traverser les garnitures du lit et à s'élever sous forme de vapeur quand on découvre le malade, les symptômes s'amendent et la guérison a lieu. Une constipation opiniâtre règne d'ordinaire pendant toute la durée de l'affection.

2° Dans certains cas, véritablement foudroyants, la maladie débute avec une violence extrême ; le devant de la poitrine, le creux de l'estomac sont le siége d'une douleur déchirante, d'un resserrement intolérable ; les sueurs sont abondantes et fétides ; il y a des défaillances, des évanouissements (*syncopes*), et le malade peut succomber dans l'espace de cinq, dix, quinze, vingt ou vingt-quatre heures. D'autres fois, après un début qui n'a rien d'alarmant, les phénomènes acquièrent tout à coup une gravité extrême, et la mort peut survenir avec les symptômes que nous venons d'énumérer : c'est la suette maligne, qui heureusement ne se montre pas toujours, et qui n'apparaît guère qu'à une certaine période de l'épidémie, et seulement pendant quelques jours. Ajoutons que, dans quelques localités marécageuses, on a observé une suette véritablement intermittente, circonstance très-importante à noter pour le traitement.

Traitement. — Le traitement est le même que celui des fièvres éruptives, *rougeole, scarlatine.* Mêmes recommandations pour la manière dont le malade doit être couvert, pour l'aération de la chambre, le changement de linge ; mêmes tisanes, mêmes moyens de combattre le mal de tête, la constipation. Le resserrement de l'estomac est quelquefois bien soulagé par des cataplasmes arrosés de laudanum, par des sinapismes aux genoux et aux cuisses, quelquefois par l'application souvent répétée de compresses imbibées d'eau fraîche, tordues et appliquées ensuite de manière qu'il ne s'en écoule pas d'eau. Enfin, chez certains sujets vigoureux, dont la face est très-rouge, qui ont le pouls dur et plein, une application de douze à quinze ou vingt sangsues sur l'endroit douloureux peut amener une grande amélioration ; mais il faut bien se rappeler que, dans la suette, les pertes de sang sont souvent suivies d'une chute rapide des forces et d'une convalescence très-longue ; ce n'est que sur l'ordonnance formelle du médecin que l'on doit s'y décider. Il est une médication qui, employée dès le début, procure d'excellents résultats, c'est le vomitif. On fait prendre de un gramme à un gramme cinquante centigrammes de poudre de racine d'ipécacuanha dans un demi-verre d'eau sucrée. Ce moyen peut hardiment être employé avant l'arrivée du médecin, car il n'est pas de nature à aggraver la maladie, sauf le cas assez rare où le malade aurait une affection ancienne et grave de l'estomac. Dans les cas d'intermittence, le sulfate de quinine sera administré comme nous l'avons dit à l'occasion des fièvres intermittentes.

Pendant la convalescence, il faut attentivement surveiller la nourriture : d'abord on permettra du bouillon de veau et de poulet, du lait sucré, puis de légers potages à la fécule, au tapioca, des légumes frais, des fruits cuits ; puis du poisson, des œufs, des viandes blanches, dont la digestion sera facilitée par l'usage d'un peu de vin vieux ou d'eau sucrée coupée avec de l'eau de seltz. Ce n'est qu'après un temps assez long, variable selon les individus, et après bien des tâtonnements, qu'on permettra l'usage des viandes de boucherie et l'alimentation ordinaire.

Verrues.

Il y a certaines verrues qui, si elles ne sont pas brûlées dès le début, produisent un mal difficile à guérir : donc il est important de les faire disparaître le plus promptement possible.

Les remèdes suivants sont bien efficaces :

On fait une dissolution de vinaigre et de sel autant que le vinaigre peut en prendre, puis on fait une petite égratignure à la verrue et on la lave de temps en temps avec le vinaigre ; au bout de quelques jours la verrue disparaît complétement.

Autre.

On peut aussi, après les avoir égratignées, les brûler de deux jours l'un avec de l'acide nitrique, et elles ne tardént pas à tomber et à disparaître. On peut aussi les frictionner tous les jours avec de l'eau de Cologne.

Varices.

C'est la dilatation permanente des veines, produite par l'accumulation du sang dans leur cavité. On les observe le plus fréquemment aux jambes, chez les personnes qui sont obligées de se tenir constamment debout, et dans toutes les circonstances où le retour du sang des veines au cœur trouve quelque obstacle. Quand elles sont anciennes, elles forment quelquefois des tumeurs très-considérables, et s'accompagnent de gonflements et de douleurs plus ou moins vives dans la partie affectée.

Le meilleur moyen de remédier à leur progrès, c'est
de porter constamment une bande de toile roulée autour
du membre qui en est le siége, ou mieux un bas de coutil
ou de peau de chien lacé, ou mieux encore un bas élas-
tique. Quand elles viennent à s'enflammer (ce que l'on
reconnait à la douleur et à la tension des parties malades), il faut recourir à la saignée, puis appliquer des
sangsues le long du trajet des veines. Nous avons déjà
dit ce qu'il y avait à faire dans le cas d'ulcères vari-
queux provenant de la rupture de varices anciennes. Cet
accident peut amener des hémorrhagies graves, contre
lesquelles on emploiera, en attendant l'arrivée du médecin, les topiques réfrigérants, la compression au-dessous de la veine ouverte, et la situation élevée du membre.
Quand les varices sont assez considérables pour compro-
mettre la vie du malade (ce qui est bien rare), ou du
moins pour l'empêcher absolument de vaquer à ses occupations, on est quelquefois dans le cas de recourir à une
opération chirurgicale dont la description ne doit pas
trouver place ici.

Vers.

Les vers, par l'irritation qu'ils occasionnent et par la
perturbation qu'ils jettent dans les fonctions de la digestion et de l'assimilation, peuvent produire les plus grands
désordres dans l'économie. Un grand nombre d'affections nerveuses et morales les reconnaissent pour cause.
C'est surtout chez les enfants, dont la résistance est d'autant moindre qu'ils sont plus jeunes, et partant plus faibles, que se manifestent ces désordres. Aussi, le médecin

expérimenté ne perd-il jamais de vue, chez ces sujets, le rôle important des vers dans les maladies de l'enfance, et la part qu'ils peuvent avoir dans les symptômes qui se manifestent.

Chez les enfants, dont la force vitale est moindre que chez l'adulte, les oxyures vermiculaires suffisent pour déterminer des convulsions ; mais cette affection, si fréquente, comme on le sait, dans l'enfance, se manifestant sous mille formes diverses, a le plus souvent pour cause la présence simultanée, dans le tube digestif, des oxyures et des ascarides lombricoïdes, occasionnant parfois l'éclampsie, affection convulsive caractérisée par une série d'accès dans lesquels presque tous les muscles sont contractés, accompagnés ou suivis, assez souvent, de l'abolition des facultés intellectuelles et sensoriales, et se terminant fréquemment par la mort. Ces mêmes vers, accumulés en quantité prodigieu. dans les diverses parties du tube digestif, peuvent produire encore par les troubles qu'ils y occasionnent, chez les enfants, chez les adultes encore, et les femmes surtout, des convulsions accompagnées de tous les symptômes qui constituent l'épilepsie. Assez souvent le grand nombre de ces parasites, dans l'appareil de la digestion, est encore un obstacle au développement corporel aux époques de l'enfance et de l'adolescence, et exerce une fâcheuse influence sur l'intellect qui s'émousse, s'amoindrit et peut s'affaiblir jusqu'à l'imbécillité.

Les grandes personnes ou adultes sont sujettes aussi, plus qu'on ne le croit généralement, à des vers, et les ascarides lombricoïdes, qui produisent de si fréquents et de si grands accidents chez les enfants, occasionnent, à tous les âges de la vie, même chez les vieillards, des symptômes inexplicables, pour qui ignore cette cause : hypocondrie, hypémanie, convulsions ou attaques très-variées, connues sous le nom de nerveuse, hystérique, épileptique , sans compter de graves désordres dans les fonctions de la digestion, de l'assimilation, et partant l'amaigrissement, l'hectisie.

Les plus ordinaires sont : les ascarides lombricoïdes, qui ont quelque ressemblance de forme et de dimension avec les vers de terre ; les oxyures vermiculaires, qui ressemblent à des radicules d'ognons, et qui se tiennent généralement dans les plis du rectum ; enfin le tœnia ou ver solitaire, qui a ordinairement plusieurs mètres de longueur, qui est de forme aplatie, et a quelque ressemblance avec du lien étroit. Ce ver est constitué par une foule de fractions ou anneaux qui se détachent du côté opposé à la tête de l'animal, et dont la forme et la couleur ont l'aspect de petites graines de citrouille.

Il n'est pas rare non plus que les intestins renferment des larves d'œstre dont la présence produit, comme les vers, des désordres dans l'économie.

Les symptômes généraux accusés par l'existence de ces entozoaires dans les intestins chez l'homme sont : pâleur de la face, cercle bleu autour des yeux, changements fréquents de couleur, salivation, nausées, mauvaise haleine, appétit irrégulier et dépravé, démangeaison très-vive au nez, éternuements , tension du ventre, coliques à la région ombilicale, dilatation des pupilles, saignement de nez, réveil en sursaut, grincement des dents pendant le sommeil ; rêves pénibles, et dans lesquels le malade est effrayé par des reptiles, spasmes, attaques épileptiformes, tremblements choréiques, etc. Le plus important de tous les signes, le seul certain est la sortie de vers ou de portions de vers, quand il s'agit du tœnia.

Les symptômes particuliers sont, pour les *oxyures*, un prurit insurmontable à l'anus, tenesme, et quelquefois écoulement muqueux par le rectum. Pour les *ascarides lombricoïdes*, outre les signes généraux, coliques fréquentes, et sentiment de reptation, surtout vers le nombril. Pour le *tœnia*, sensation semblable à celle que déterminerait un corps qui remonterait tout à coup du côté gauche, jusque dans la gorge, et retomberait ensuite ; sensation d'une masse dans l'un ou l'autre côté, avec mouvement ondulatoire, sentiment de succion dans le corps, vertiges, fourmillement et engourdissement dans les doigts et les orteils. Cessation subite des symptômes qui se produisent dans le bas ventre, après avoir bu une gorgée d'eau-de-vie ou d'essence d'absinthe.

Traitement : ascarides lombricoïdes. — Pour les adultes, pendant deux jours consécutifs, 50 centigrammes de santonine pulvérisée divisée en cinq paquets, à prendre dans la journée, à distance de deux heures de repas, en mettant au moins une heure d'intervalle entre chaque paquet. La santonine est presque insipide ; on peut la mettre dans la bouche et boire par-dessus un verre d'eau, ou l'envelopper dans de la confiture, dans un peu de fruit cuit, etc. Pour les enfants de dix à quinze ans, les deux tiers ou les trois quarts de la dose de santonine prescrite pour les adultes. Pour les enfants au-dessous de dix ans jusqu'à sept ans, la moitié de la dose pour les adultes ; et pour ceux au-dessous de sept ans, vingt pastilles de santonine données tous les jours par une ou par deux toutes les heures, en nombre égal au double d'années d'âge de l'enfant.

Tænia. — Le spécifique par excellence du tœnia ou ver solitaire est le kousso (brayère anthelmintique). On fait prendre au malade 20 grammes de la poudre de cette plante délayée dans un peu d'eau sucrée. Quelques heures après, sans effort, sans douleur, le ver est expulsé par les selles. Il est extrêmement rare que cette dose n'entraîne pas l'expulsion complète du tœnia. Néanmoins, on ne devra se considérer comme entièrement débarrassé de ce parasite que lorsqu'on reconnaîtra la tête dans les matières fécales. Cette tête, qui constitue une des extrémités du ver, est de la forme et de la grosseur d'une épingle. Elle termine le cou, qui fait suite non interrompue au corps du ver, mais en s'amincissant insensiblement au point de ressembler à un fil blanc.

Lorsque, après avoir expulsé des intestins les entozoaires qui ont fait l'objet de l'administration d'un vermifuge, l'estomac est fatigué et douloureux, ou que, malgré cette expulsion, l'innervation se produit mal, on devra, pour ramener le corps et ses fonctions dans leur état normal, faire prendre quelques-unes des pilules sédatives indiquées ci-dessous; en même temps on fera usage d'une tisane antispasmodique, telle que : infusion de tilleul, de feuilles d'oranger, etc. Le tœnia, par exemple, occasionnant assez souvent des attaques à forme épileptique, ou tout au moins nerveuse, il arrive que ces attaques persistent ou persisteraient longtemps après son expulsion, si on n'avait soin d'administrer les antispasmodiques. Nous avons vu plusieurs fois, dans ce cas l'usage des pilules sédatives suivantes ramener rapidement le malade à l'état de complète santé, en faisant disparaître les dernières traces de ces désordres.

Formule des pilules sédatives.

Prenez : Extrait de datura stramonium par décoction de
la feuille,   2 gr. 50
    Sucre pulvérisé,   5
    Guimauve pulv.,   1
    Valériane pulv.,   0   50
    Gomme pulv.,   1

Eau, quantité suffisante ou six gouttes, pour soixante-
douze pilules.

Ces pilules sont, dans le plus grand nombre de cas, le
spécifique des gastralgies. Elles favorisent la digestion,
détruisent la constipation, et ramènent dans leur état
normal les fonctions digestives troublées par défaut d'innervation ou par un état inflammatoire.

Autre remède contre les vers, même le ver solitaire.

Matin et soir prendre, enveloppé de pain d'autel, un
gramme de suie brillante pulvérisée, qu'on trouve communément dans les vieilles cheminées dans lesquelles on
brûle du bois. L'extrait de brou de noix est aussi favorable.

Autre.

Prenez cinq gousses d'ail, faites-les cuire sous la cendre ; en vous couchant, appliquez ces cinq gousses d'ail
écrasées avec quelques gouttes de lait sur le creux de l'estomac en forme de cataplasme ; couvrez d'une feuille de
papier, liez avec un linge.

Le lendemain matin prenez dix gousses d'ail, hachez-les menu, faites-les cuire en un quart de litre de lait, écrasez-les ensuite dans ce lait réduit à moitié, et avalez d'un seul trait. Réitérez, s'il le faut, au bout de quelques semaines.

Ce remède est efficace. Une seule personne a été contrainte de recommencer un an après. Le ver ne sort pas de suite, ce n'est qu'au bout de quelque temps qu'on le rend mort.

Autre remède pour le ver solitaire.

Prenez écorce de racine de grenadier,   60 gr.
    —   de racine de fougère mâle,   30

Faites bouillir dans 750 grammes d'eau jusqu'à réduction d'un tiers ou trois tasses. On en prend une tasse toutes les heures ; le lendemain on prend 30 ou 35 grammes d'huile de ricin pour finir de débarrasser les intestins des portions de ver qui y seraient restées.

Nota. Quelquefois, après avoir bu la décoction de racine de grenadier, on éprouve des étourdissements, des vertiges ; il ne faut pas s'en étonner, ces accidents ne sont que passagers et sont dus à l'effet du remède.

Autre recette, vers intestinaux.

La tisane de mousse de Corse, l'absinthe maritime ou sanguenite sont aussi de très-bons vermifuges, surtout pour les enfants ; 5 grammes qu'on fait macérer dans une tasse de lait bouillant durant un bon quart d'heure ou vingt minutes ; on passe et on sucre à volonté.

C'est la manière la plus convenable de le faire prendre aux enfants.

Médication générale chez les adultes ou grandes personnes.

Prendre, en deux matins consécutifs, un gramme de santonine pure, divisé en dix paquets, dont un paquet tous les quarts d'heure, jusqu'à cinq dans la même matinée. On verse cette poudre blanche dans la bouche, et on boit par-dessus un demi-verre ou un verre d'eau sucrée ou non sucrée. Mettre une heure d'intervalle entre l'administration du remède et la prise d'aliments, soit avant, soit après. Le lendemain ou le surlendemain de l'administration de la santonine, prendre le soir, en se couchant, trois pilules vermifuges composées de la manière suivante :

Aloès des Barbades vrai,	30 centig.
Calomel à la vapeur,	30
Robe d'hyèble,	30

Faites trois pilules. Prendre le soir en se couchant, lorsque la digestion est faite, et boire par-dessus un verre d'infusion aromatique, ou simplement un verre d'eau sucrée à l'eau de fleurs d'oranger.

Si on soupçonne le ver solitaire, le lendemain ou le surlendemain de la prise des pilules, suivant que le malade sera plus ou moins bien disposé, il prendra 20 grammes de kousso réduit en poudre et divisé en quatre paquets ; en prendre un tous les quarts d'heure. A cet effet, après avoir mis au fond d'un verre la poudre que renferme chaque paquet, on ajoute une petite quantité d'eau et, à l'aide d'une cuiller à café, on agite pour délayer jusqu'à obtention d'une pâte très-molle. On avale cette pâte et on boit par-dessus une petite quantité d'eau pure ou sucrée. On renouvelle toutes les dix minutes jusqu'à achèvement des quatre paquets.

Ordinairement, une heure après, le malade, sans éprouver de coliques, rend d'abord par en bas les matières enfermées dans le gros intestin, et puis les évacuations alvines se répètent plusieurs fois, présentant quelques débris du vert plat ; enfin, le ver tout entier ou presque entier est expulsé ensuite. Tout cela se passe presque sans coliques, presque sans fatigue, et, au bout de dix heures, le malade se trouve ordinairement assez bien pour prendre des aliments.

La veille de l'administration du kousso, on aura soin de faire le repas du soir très-léger et presque nul.

Teigne.

C'est le nom que l'on donne à plusieurs maladies qui ont pour siége principal le cuir chevelu, et pour caractères communs de sécréter une humeur visqueuse, fétide, occasionnant une violente démangeaison, et formant des croûtes tantôt minces, grisâtres, peu adhérentes, disposées circulairement (*teigne annulaire*) ; tantôt plus épaisses, brunâtres, très-dures, flottant quelquefois détachées dans les cheveux, et ressemblant à des fragments de mortier grossièrement brisé (*teigne granulée*) ; tantôt enfin, formant d'épaisses incrustations jaunâtres disposées en godet (*teigne faveuse*). Cette dernière est contagieuse, ainsi que la teigne annulaire. Elle peut s'étendre sur d'autres parties du corps que sur le cuir chevelu.

Ces maladies sont très-opiniâtres : abandonnées à elles-mêmes, elles durent souvent plusieurs années.

Quand la maladie n'est pas trop ancienne, et n'a pas encore envahi les bulbes des cheveux, on peut la guérir en rasant la tête et en appliquant des cataplasmes émollients sur les croûtes ; après quoi on se sert avec avantage de la pommade au précipité rouge, dont nous avons donné la formule pour les dartres, ou la suivante :

Pommade d'helmérich,	120 gr.
Benzine,	30

Mêlez et mettez sur le mal matin et soir. *Nota* : on peut remplacer la benzine par l'essence d'aspic ou de lavande. Un vésicatoire au bras, l'emploi des dépuratifs et des purgatifs, d'après la méthode employée précédemment pour les dartres, seconderont l'effet du traitement local. Mais quand la maladie a gagné la racine des cheveux, il n'y a plus de ressource que dans l'avulsion ou dans la chute des cheveux.

On emploie aujourd'hui, dans ce but, diverses pommades épilatoires. Nous indiquerons à la fin de cet ouvrage l'une de celles qui réussissent le mieux. On emploie concurremment les lotions sulfureuses : 30 grammes de foie de soufre en dissolution dans une pinte d'eau.

Autre remède.

Prendre du cresson de fontaine, le faire frire, ou plutôt amortir dans une poêle avec du saindoux ; l'appliquer chaud sur la tête en forme de calotte ; faire cette opération matin et soir, et chaque fois qu'on enlève le cataplasme, il faut laver fortement la tête avec de l'urine.

Inutile de dire qu'il faut auparavant couper les che-veux, le plus près possible de la peau. Il faut pendant ce traitement faire usage de tisane dépurative.

Toutes les fois que je l'ai vu ou fait employer, la gué-rison a été complète au bout de quinze jours ou trois semaines.

Autre pour guérir la teigne.

On reconnaît la teigne en ce qu'elle a l'odeur de l'urine de chat.

On coupe les cheveux bien ras, ou bien on les rase, s'il se peut, en ayant grand soin de ne pas entamer la tête. Puis, huit jours durant, on lave la tête (*le matin*), un jour avec l'urine du malade, et un jour avec de la lessive de cendres de javelle. Ensuite on l'essuie et on la graisse avec du beurre frais sans sel, qu'on fait fondre chaque fois jusqu'à ce qu'il soit roux. Après cela, on couvre la tête avec un linge qu'on jette au feu chaque fois ; car il ne faut plus s'en servir, mais le changer chaque jour durant tout le temps du traitement, qui dure quelquefois un mois ou six semaines.

S'il y avait des croûtes qui ne tombassent pas durant les huit premiers jours, il faudrait, avant de se servir de la pommade suivante, les faire tomber avec des cataplasmes de farine de lin.

Prenez : Beurre frais sans sel,   500 gr.
       Cire jaune,   125

Alun de roche,	500 gr.
Suie de cheminée (ou l'on brûle du bois),	500
Coque du Levant,	250

Il faut que la coque du Levant soit récente et qu'elle n'ait pas servi ; on la pulvérise dans un mortier en fer, en ayant soin de la respirer le moins possible ; pour cela, on met un mouchoir devant sa bouche.

On réduit également les autres substances en une poudre très-fine : on passe la suie au tamis ; puis on prend une casserole en terre vernissée, beaucoup plus grande qu'il ne faudrait pour la quantité des substances, car, au moment de l'ébullition, l'onguent monte et passerait par-dessus le vase.

Mettez le beurre et la cire fondre ensemble sur un feu doux. Quand ils sont fondus, mettez alternativement une petite poignée de chaque substance, en ayant soin de remuer continuellement jusqu'à ce qu'elles soient toutes incorporées et d'entretenir une petite ébullition pendant quelques minutes. Ensuite, retirez la casserole du feu et continuez à remuer jusqu'à ce que la pommade soit froide : laissez-la dans la casserole. Puis, chaque matin, faites fondre et roussir du beurre frais sans sel ; ajoutez-y de cette pommade de la grosseur d'un œuf, afin de la faire échauffer de manière à ce que l'enfant puisse la supporter. Ensuite, étendez-la sur du linge que vous appliquez sur la tête en forme de calotte, en ayant soin qu'il n'en tombe pas dans les yeux. Continuez tous les matins, avant de mettre de la pommade, de laver la tête alternativement avec l'urine et avec la lessive.

Si la tête devenait trop sensible, si les yeux devenaient verts, il ne faudrait faire mettre de la pommade que d'un jour l'un. On connaît la guérison lorsque la pommade tombe toute seule et que la tête est propre.

Cette pommade se conserve six mois ou un an, si l'on veut, pourvu qu'elle ne soit pas exposée à l'humidité.

Pendant le traitement, vers la fin, on purge l'enfant une ou deux fois avec de l'huile de ricin ; tisane de houblon dans laquelle on met quelques gouttes de teinture d'iode ; aliments gras, bon vin vieux.

Ce traitement doit se faire durant le mois de mai ; on peut aussi le faire dans le mois de septembre , mais il ne réussit pas aussi bien.

Pommade épilatoire citée plus haut.

Prenez : Sous-carbonate de potasse,   4 gr.
         Axonge,   30

Mêlez. Cette pommade s'emploie comme épilatoire contre la teigne.

Vomissements.

Pour les vomissements nerveux spasmodiques ou atoniques qui ne sont pas déterminés par quelques maladies aiguës, fébriles, ou par quelque affection bilieuse, nous employons avec grand succès la poudre de Colombo. Une grande expérience nous autorise à croire que ce précieux médicament est doué d'une sorte de spécificité qui approche de celle du quinquina dans les fièvres intermittentes. Nous estimons que dans cinquante cas au moins cetto poudre n'a pas manqué une seule fois d'arrêter ou de suspendre ces vomissements, et le plus souvent dès les premiers moments de son emploi. Nous en avons vu s'arrêter le premier jour de l'administration de ce remède, quoiqu'ils durassent depuis des années, et qu'ils fussent journaliers. Comme cette substance est très-peu ou généralement point employée, il s'ensuit naturellement que les pharmaciens et les droguistes ne la conservent, en quelque sorte, que comme objet pharmaceutique ou pharmacologique, plutôt que comme substance usuelle ou propre à l'usage médicinal, et de là résulte naturellement aussi que cette poudre se détériore ou devient inerte par vétusté. C'est pourquoi nous conseillons d'en donner une dose un peu forte, comme celle par exemple indiquée dans la formule suivante :

> Prenez : Poudre de Colombo,　　　30 gr.
> Divisez en huit paquets.

Mode d'administration.

Un paquet par jour en trois fois, un tiers matin, midi et soir, délayé dans deux ou trois cuillerées de vin rouge ou dans du pain à chanter, et une heure avant le repas.

Usage. — Contre les vomissements purement nerveux et spasmodiques ou atoniques, par faiblesse et débilité, les vomituritions glaireuses, pituiteuses, sans irritation ou complication phlegmasique. S'il existe en même temps quelque douleur purement nerveuse, gastralgique ou gastrodynique, on peut faire mêler très-exactement à cette poudre quarante, cinquante ou soixante centigrammes d'extrait aqueux thébaïque, ou plutôt on donnera chaque jour deux pilules calmantes suivantes.

Si l'on rencontrait des aigreurs incommodes, on pourrait ajouter à cette poudre huit grammes de magnésie.

Formule des pilules.

Opium brut mondé et préparé avec un peu d'alcool, un gramme vingt centigrammes pour quarante pilules.

On en donne ordinairement une, matin et soir, une heure avant les repas ou quatre heures après, et surtout au moment où l'on souffre davantage.

On peut les remplacer avec avantage (et même on le doit) quand les malades sont très-nerveux et très-sensibles à l'opium, par la formule suivante :

Extrait aqueux thébaïque,   1 gr.

Pour trente pilules, une matin et soir, comme ci-dessus.

Dans des cas plus graves, nous préférons la potion suivante :

Eau de laitue,   180 gr.
Laudanum,   50 gouttes
Gomme arabique,   15 gr.
Sirop simple,   60
Bicarbonate de soude,   2

Faites une potion à prendre dans l'espace de quarante-huit heures environ, une cuillerée toutes les deux heures.

Pour les personnes anémiques chlorotiques, on unit au Colombo le carbonate de fer, le tout à faible dose, suivant la formule suivante :

Poudre de Colombo,   15 gr.
Sous-carbonate de fer,   4

Faites trente-six paquets à prendre trois fois par jour, une heure avant le repas, le matin, à midi et le soir ; après chaque paquet, boire dans un peu d'eau sucrée six gouttes de laudanum. Sous l'influence de ce traitement, les vomissements ne reparaissent plus ; la fièvre lente disparaît, la figure devient moins terreuse et moins jaunâtre, en même temps l'appétit et les forces reparaissent.

Quant aux vomissements qui sont déterminés par des maladies aiguës fébriles ou phlegmasiques ou par des affections bilieuses, on les guérit en faisant cesser les causes qui les produisent, c'est-à-dire en combattant la maladie qui les a occasionnés.

Vomissement de sang.

Une hémorrhagie de l'estomac étant donnée, et le malade vomissant encore, ou venant de vomir, il faut tâcher de modérer l'exhalation de sang, ou en prévenir une autre. La saignée est un bon moyen si l'hémorrhagie est essentielle et si l'état du pouls le permet ; dans tous les cas, on mettra des sinapismes sur tous les membres, on entourera ceux-ci de ligatures fortement serrées.

On administrera des boissons acidulées, telles que l'eau de groseille ou de citron, glacée ou très-froide, prise par cuillerée, à environ 10 minutes de distance. Si l'hémorrhagie continue, on remplace les boissons par la limonade sulfurique, préparée de la manière suivante :

Décoction d'orge, un verre ;

Acide sulfurique médical, 10 gouttes, prise de la même manière que les boissons acidulées ; en même temps on applique une vessie remplie de glace.

Il faut que le malade soit couché et garde l'immobilité la plus absolue.

AUTRES REMÈDES

POUR DIFFÉRENTES MALADIES.

Remède pour la surdité.

On prend une quantité suffisante d'œufs de fourmis, on les broie dans cinq ou six cuillerées d'huile d'olive, on fait cuire le tout à petit feu pendant une demi-heure à peu près, on passe ensuite ce mélange par une toile bien épaisse que l'on tord, et on met cette huile dans une petite fiole bien bouchée. Quand on veut se servir de cette huile, on en met quelques gouttes dans l'oreille malade, et on la bouche ensuite avec du coton musqué que l'on trouve chez tous les pharmaciens.

C'est le soir, avant de se coucher, que l'on doit faire ce remède, pendant plusieurs jours. Ce remède est un des meilleurs que je connaisse ; il donne aux organes de l'ouïe la sensibilité et l'élasticité nécessaires pour remplir le rôle auquel le Créateur les a destinés.

Ces moyens ont été expérimentés nombre de fois, et on peut dire qu'ils ont presque toujours réussi. Au reste, il ne tient qu'à vous de les éprouver.

Morsure de vipère.

Aussitôt mordu, avec une bande de tissu quelconque il faut se serrer, ou du moins se faire serrer au-dessus de la morsure, laisser saigner la plaie, en activer même l'hémorrhagie, soit en pressant la plaie, soit en trempant dans l'eau chaude la partie mordue. Si la partie mordue est déjà gonflée et surtout livide, il n'y a point à balancer, il faut cautériser, cautériser avec un fer rougi à blanc, c'est-à-dire aussi chauffé que possible. Plus le fer est chaud, moins la cautérisation est douloureuse. Si l'on ne veut pas cautériser avec le fer chauffé, on emploie la poudre de Vienne comme pour faire un moxa.

Une fois la cautérisation terminée, on applique sur la plaie et sur toutes les parties voisines une compresse imbibée d'un mélange dont la préparation est des plus simples.

On prend deux cuillerées à bouche d'huile d'olive, on y mêle une cuillerée d'alcali volatil, on bat le tout ensemble et on y plonge la compresse. Plus tard, quand les accidents s'éloigneront, on ne mêlera que quelques gouttes d'alcali dans l'huile, et puis bon lit, bouteilles d'eau chaude aux pieds, infusion de camomille ou de fleurs d'oranger, diète sévère et tranquillité parfaite.

Rage.

Prenez trois poignées de datura stramonium (*pomme épineuse*), faites bouillir dans un litre d'eau jusqu'à réduction de moitié, puis faites prendre cette boisson tout d'une fois au malade : une rage violente survient bientôt mais de courte durée ; une sueur abondante y succède ; au bout de 24 heures, le malade est guéri.

Croup.

Cette terrible maladie, presque exclusive à l'enfance, est ordinairement précédée d'un rhume ordinaire, d'un simple enrouement, ou d'une laryngite ordinaire. Quelquefois elle débute subitement, ordinairement pendant la nuit ; l'enfant se dresse tout à coup sur son lit, ou s'interrompt au milieu de ses jeux en se plaignant d'étouffer ; sa voix est rauque, sa respiration courte, pénible, sifflante ou râlante ; sa toux a quelque chose d'analogue à l'aboiement d'un chien ou au chant des jeunes coqs. Le petit malade porte le cou en haut et en arrière, pour respirer plus facilement. Une fièvre violente s'établit, beaucoup d'anxiété et d'agitation ; mais il ne faut pas attendre la réunion de tous ces symptômes pour combattre le croup, car sa marche est très-rapide, et se termine le plus souvent en deux ou trois jours et ne dépasse guère le sixième ; la mort arrive par suffocation.

Traitement. — 1° Dès que les premiers symptômes du croup se manifestent, il faut recourir aux cataplasmes sinapisés, que l'on applique aux membres inférieurs.

2° Tenir constamment autour du cou des compresses d'eau sédative.

3° Boissons émollientes chaudes.

4° Mais surtout il faut dès le début insister sur les vomitifs : ainsi, on donnera du sirop d'ipécacuanha par cuillerée à café jusqu'à vomissement, ou mieux encore délayer de la poudre d'ipécacuanha dans un demi-verre d'eau sucrée, et donner de la même manière que le sirop, ou mieux encore une solution de cinq à dix centigrammes d'émétique dans un demi-verre d'eau sucrée, que l'on donnera par cuillerée à bouche, également jusqu'à vomissement.

5° Lavements purgatifs. On a aussi obtenu de très-heureux résultats d'une cuillerée à bouche de fleur de soufre délayée dans un verre d'eau ordinaire, et que l'on fait avaler par cuillerée à bouche, de quart d'heure en quart d'heure.

Il est rare que la marche de la maladie soit si rapide qu'avec ces moyens on ne puisse attendre l'arrivée du médecin.

Cependant s'il tardait trop, on insisterait sur les sinapismes, on répéterait le vomitif ; on pourrait encore donner, d'heure en heure, un petit paquet de cinq à dix centigrammes de calomel délayé dans un peu d'eau.

Quant à l'application des sangsues, plusieurs médecins l'ont reconnue inutile, sauf quelques cas où l'enfant serait très-fort et très-sanguin.

Onyxis ou ongle incarné.

Dans cette maladie, un des bords ou les deux bords de l'ongle des doigts du pied, et surtout du gros orteil, se retournent sur eux-mêmes, s'enfoncent dans les chairs, produisent une plaie, et la cause de cette lésion persistant avec l'effet, la maladie va sans cesse en s'aggravant. Cette affection, en apparence légère, n'en a pas moins des conséquences assez fâcheuses, car elle a pour résultat de produire d'atroces douleurs et de s'opposer à la marche.

Traitement. — Plusieurs modes de traitement se présentent : voici les moins douloureux. Le premier consiste à introduire, entre le rebord de l'ongle et les chairs exubérantes, quelques brins de charpie, à augmenter graduellement la grosseur de cette petite mèche ; puis, lorsque les chairs sont déjà refoulées en dehors, à les cautériser légèrement avec la pierre infernale ; enfin, lorsque la cicatrisation est complète, il faut maintenir encore pendant longtemps de la charpie sous l'ongle pour éviter le retour des accidents.

L'ongle est composé d'un tissu insensible que l'on peut amincir, à son gré, sans douleur ; et c'est dans ce moyen tout simple que consiste notre opération : avec une lame, ou mieux avec un fragment de verre, on amincit l'ongle au-dessus, et du côté du mal dans toute sa longueur, jusqu'à ce que l'on voie qu'il s'aplatit ou se redresse suivant la courbe naturelle de l'orteil.

Si l'ulcère produit est intense, il n'y a plus alors qu'à le traiter par l'application d'un peu de pommade rouge siccative. Lorsque les bourgeonnements charnus se sont produits, on les saupoudre avec un peu de poudre d'alun.

De l'orgeolet (compère-loriot.)

On désigne sous le nom d'orgeolet une affection inflammatoire des paupières vulgairement connue sous le nom de *compère-loriot* ; c'est un véritable furoncle du bord de la paupière.

Son nom lui vient de sa ressemblance avec un grain d'orge ; elle est, comme le furoncle, d'un rouge brun, assez enflammée et assez douloureuse.

Sa terminaison la plus favorable est la suppuration.

On doit, dès que la peau commence à blanchir, favoriser son développement par l'application de cataplasmes de farine de lin, et dès que la suppuration s'est fait jour, comprimer fortement, avec le doigt, pour en expulser le bourbillon : manœuvre sans laquelle la paupière, après la cicatrisation, resterait dure et tuméfiée, à la place du petit abcès.

L'inflammation débute par de la démangeaison avec cuisson sur le point du bord de la paupière où la petite tumeur va se développer. Là, apparaît un point dur et rouge, qui augmente et acquiert à peu près les dimensions d'un grain d'orge, les alentours étant le siége d'une légère infiltration séreuse. En général la douleur n'est pas très-intense ; elle est moindre quand l'œil reste fermé que quand on veut l'exercer, moindre aussi dans l'obscurité qu'à la lumière ; la tumeur augmente un peu de volume, le sommet blanchit, il s'ouvre vers le quatrième ou cinquième jour, laisse échapper un peu de pus et de sang, et un petit paquet blanchâtre ou bourbillon. Dès lors la douleur disparaît, et au bout de quelques jours le malade est guéri. Dans quelques cas il n'y a pas de suppuration, et il reste un petit point rouge induré, qui peut persister pendant des années et même indéfiniment.

Le repos des yeux, des lotions émollientes, de petits cataplasmes de mie de pain et de lait, ou de pommes de reinettes cuites, l'application sur l'œil de feuilles de laitue bouillies, tels sont les seuls moyens à employer. S'il y a des furoncles dans d'autres parties, ou si le mal récidive à plusieurs reprises, on y joindra une purgation.

DEUXIÈME PARTIE

RECUEIL DES PRÉPARATIONS PHARMACEUTIQUES LES PLUS USITÉES.

I.

PRÉPARATIONS INTERNES.

Sirop de Gomme.

Gomme arabique	60 gram.
Sucre	1 kilog.
Eau	1 litre.

Mettre, dès la veille, fondre la gomme dans le double de son poids d'eau froide ; ensuite on fait un sirop simple avec l'eau et le sucre, et lorsque ce sirop pèse 29 degrés, on y ajoute la gomme, puis on le retire du feu, on le passe sans expression à travers un linge serré ; on le laisse refroidir et on le met en bouteille.

Si on veut faire un sirop de gomme n° 2, on met de la cassonnade au lieu de sucre.

Nota. — Si l'on n'a pas de pèse-sirop, on connaît qu'il

est assez cuit lorsqu'en le prenant dans une cuillère et le laissant retomber dans la casserole il fait la perle.

Propriété. — Il est pectoral, adoucissant, on le prend pur, par cuillerée à bouche ; on s'en sert aussi pour sucrer certaines tisanes et certaines potions, où il ne faut pas de sirop composé.

Sirop de Groseilles.

On prend les groseilles dès qu'elles sont mûres, ensuite on les monde de leur rafle, on les écrase et on exprime le suc avec forte expression, ensuite on les laisse fermenter 5 ou 6 jours jusqu'à ce que le dépôt de la fermentation soit retombé au fond du vase ; puis on passe à travers un linge et on filtre s'il est nécessaire ; ensuite on fait le sirop en mettant :

Suc de groseilles	1,000 gram.
Sucre	1,500 »

On coupe le sucre en petits morceaux, on le met dans le plat, on verse le suc par-dessus, et on le fait cuire à une douce chaleur du bain-marie ; dès que le sucre est fondu, le sirop est assez cuit.

Si on le fait bouillir quelques minutes, il se conserve mieux.

Si on le veut meilleur, on met 1,600 gram. de sucre par litre de suc de groseilles ; dès que le sucre est fondu à la douce chaleur du bain-marie, le sirop est fini.

On le laisse refroidir et on le met en bouteilles, que l'on a soin de tenir bien bouchées. On le conserve dans un endroit frais, autant qu'il se peut à l'abri de la lumière.

Si on ajoute au suc de groseilles le dixième de suc de framboises, le sirop est plus agréable.

Propriété. — Il est rafraîchissant ; on le donne à la dose d'une ou deux cuillerées à bouche dans une tasse de tisane rafraîchissante, ou simplement dans de l'eau.

Autre Sirop de Groseilles.

Suc de groseilles	1,000 gram.
Sucre ou cassonade	1,000 »

On coupe le sucre en petits morceaux, puis on le fait cuire à feu nu, en lui faisant jeter seulement quelques bouillons, car autrement il se mettrait en gelée.

Propriété. — Il est rafraîchissant, c'est-à-dire qu'il tempère la trop grande chaleur du sang.

Sirop d'Orgeat.

Amandes douces	300 gram.
id. amères	80 »
Sucre	1,800 »
Eau	1 litre.

Faites un lait d'amandes avec l'eau, il faut piler le marc une seconde fois, et y ajouter le premier lait, afin qu'il soit plus épais, puis on le passe et on le verse sur le sucre cassé en petits morceaux, et on le fait fondre à la douce chaleur du bain-marie ; dès que le sucre est fondu, le sirop est assez cuit ; on le laisse refroidir en ayant soin de le couvrir, sans cela il se forme une croûte ; puis, avant de le mettre en bouteilles, on ajoute :

Eau de fleurs d'orangers   175 gram.

Propriété. — Il est adoucissant, rafraîchissant.

Sirop de quinquina au vin.

Quinquina concassé	180 gram.
Vin rouge	1 litre.
Sucre	750 gram.

On laisse macérer le quinquina avec le vin, pendant huit jours, puis on filtre et on y fait dissoudre le sucre, coupé en petits morceaux (au bain-marie).

Propriété. — Il est tonique et fébrifuge, on le donne pur à la dose de trois cuillerées à bouche par jour, une le matin, à midi et le soir, avant ou après le repas.

Sirop de quinquina à l'eau.

Quinquina gris concassé	125 gram.
Eau pure	2 litres.
Sucre	1 kilog.

On met le quinquina macérer à l'eau froide, pendant trois jours, en ayant soin de l'agiter souvent, on passe la liqueur à travers un linge, puis on y ajoute le sucre, et on fait cuire en consistance de sirop.

Propriété. — Ce sirop se donne aux personnes faibles par cuillerées, le matin et le soir ; on le donne aussi dans les fièvres typhoïdes, pour arrêter le cours de la fièvre ou la diminuer ; on le préfère au sirop de quinquina au vin, pour les personnes qui ont beaucoup d'irritation ou d'inflammation intérieure.

Sirop Antiscorbutique.

Prenez : Feuilles récentes de cochléaris   250 gram.
        Racine de raifort, récent   250   »
        Feuilles de cresson   250   »
         id.   de ménianthe   250   »
        Canelle   12   »
        Ecorces d'oranges amères   50   »
        Vin blanc   1,000   »
        Sucre   1,000   »

Laissez macérer toutes ces substances dans le vin pendant six jours ; passez avec expression dans un linge, puis ajoutez le sucre et faites cuire au bain-marie.

Elixir de Longue-Vie.

Cette recette a été trouvée dans les papiers du docteur Jernès, médecin suédois, mort à l'âge de 104 ans, d'une chute de cheval.

Ce secret était dans sa famille depuis plusieurs siècles : son aïeul a vécu 130 ans ; sa mère 117 ans et son père 112 par l'usage journalier de cet élixir. Ils en prenaient 7 à 8 gouttes matin et soir, dans le double de vin rouge, de thé ou de bouillon.

Aloès succrotin   32 gram.
Zédoaire   4   »
Gentiane en poudre   4   »
Safran gâtinais   4   »
Myrrhe   2   »

Camphre	2	gr.
Angélique en poudre	4	»
Rhubarbe en poudre	4	»
Agaric blanc	6	»
Thériaque fine de Venise	4	»
Carline	4	»
Eau-de-vie	1	litre.

D'après le vrai secret.

Pulvériser et passer au tamis ce qui en a besoin ; le mettre en macération pendant 9 jours dans une bouteille bouchée avec un parchemin, ou de la peau percée avec de petits trous. Remuer ces drogues matin et soir ; au dixième jour, couler la liqueur par inclinaison.

Remettre sur le marc même quantité d'eau-de-vie ; suivre le même procédé ci-dessus et tirer par filtration ; ensuite les mélanger, c'est-à-dire mettre les deux liqueurs ensemble, pour l'usage.

Propriétés et usage.

Maux de cœur. — Une cuillerée.

Indigestion. — Deux cuillerées dans du thé.

Ivresse. — Deux cuillerées pures.

Goutte qui remonte. — Trois cuillerées.

Coliques d'entrailles ainsi que coliques venteuses, 2 cuillerées avéc 4 d'eau-de-vie.

Vers. — 1 cuillerée à café dans du vin blanc pendant un mois.

Suppression des règles. — 1 cuillerée et 3 de vin rouge, pendant trois jours de suite, en se promenant une demi-heure avant de déjeuner.

Fièvres intermittentes. — 1 cuillerée avant le frisson, trois jours de suite.

Purgation. — 3 cuillerées pures pour les personnes robustes ; 2 pour les femmes après un léger souper. Il n'opère que le lendemain sans douleur. Il faut s'abstenir, ce jour-là, de crudités et de trop prendre l'air.

Blessure. — On applique de suite une compresse qu'on laisse dessus.

Petite-vérole. — Une cuillerée dans trois cuillerées de bouillon pendant neuf jours à jeun.

Maux de dents. — Imbiber du coton qu'on met dessus.

Surdité. — Quelques gouttes dans l'oreille tous les matins et boucher avec du coton.

Son usage émousse les rhumatismes, restaure les forces, rassure contre les tremblements de nerfs, aiguise les sens, nettoie et fortifie l'estomac, guérit les migraines, les aigreurs, les vapeurs, les coliques d'estomac, purifie le sang, préserve des maladies contagieuses, restitue la couleur et l'embonpoint et purge imperceptiblement.

Voilà bien des merveilles ; mais elles coulent toutes de la même source, restauration des forces et de l'estomac.

Il ne convient pas dans les gastrites, ni inflammations d'entrailles.

Dans l'usage journalier, on en prend sept gouttes pour une femme et neuf gouttes pour un homme, dans le vin, du thé ou du bouillon. Il rend sain, gai et robuste.

Les vieillards doivent en outre en prendre une cuillerée pure tous les huit jours, et il ranime.

Sirop de Coings.

On prend des coings avant leur parfaite naturité, on les essuie avec un linge pour ôter le duvet qui s'y trouve dessus, on les râpe et on mêle avec les coings râpés de la paille hachée, afin d'exprimer plus facilement le suc; ensuite ou le laisse fermenter quatre ou cinq jours, puis on le filtre et on fait cuire à la douce chaleur du bain-marie.

Suc de coings,	1 kilog.
Sucre râpé,	1,600 gr.

Ensuite on le laisse refroidir et on le met en bouteilles.

Propriété. Ce sirop est astringent, on le donne pur par cuillerée à bouche; il sert aussi à sucrer les tisanes astringentes pour arrêter la diarrhée ou le dérangement d'estomac.

Sirop artificiel de Citrons.

Acide citrique,	15 gr.
Sirop simple,	800 id.
Sirop de gomme,	200 id.
Teinture de citron,	30 id.

Faites dissoudre l'acide citrique dans douze grammes environ d'eau froide, mêlez avec le sirop et ajoutez la teinture de citron.

Propriété. — Il est rafraîchissant, tempérant. Une cuillerée à bouche, dans une tasse d'eau bien sucrée, fait une bonne limonade.

Nota. — Le sirop d'oranges, artificiel, se prépare de la même manière ; mais il faut remplacer la teinture de citrons par la teinture d'oranges.

Sirop pectoral.

Fleurs pectorales,	32 gr.
Fleurs de coquelicot,	4
Gomme arabique,	30
Extrait d'opium,	0, 25 centig.

Faites une infusion avec les fleurs pectorales et le coquelicot ; faites fondre la gomme dans cette infusion, lorsqu'elle sera fondue, passez le tout à travers un linge serré, puis mettez un kilogramme de sucre dans cette eau et faites cuire en consistance de sirop ; quand il sera assez cuit, vous y ajouterez l'extrait d'opium que vous aurez fait dissoudre dans une très-petite quantité d'eau, vous laisserez encore jeter un bouillon à ce sirop, puis vous le passerez, et quand il sera froid, vous le mettrez en bouteille que vous conserverez pour l'usage.

Propriété. — Ce sirop est bon pour les bronchites chroniques et les toux sèches. On en prend une cuillerée à bouche quatre ou cinq fois par jour, particulièrement le matin et le soir.

Autre sirop pectoral plus efficace.

Prenez : Dattes,	15 gr.
Jujubes,	15
Figues sèches,	15

Raisins de corinthe ou raisins
     sec ordinaire,   15
Fleurs pectorales,   8
Fleurs de coquelicot,   4
Gomme arabique,   90
Eau de fleurs d'oranger,   60
Extrait d'opium,   0, 25 centig.

Faites bouillir les fruits pectoraux dans un litre et demi d'eau pendant une demi-heure, puis mettez infuser dans cette décotion les fleurs pectorales et le coquelicot ; après un quart d'heure d'infusion passer dans un linge serré ; faites fondre la gomme dans cette liqueur ; lorsque la gomme sera fondue, ajoutez un kilogramme de sucre, faites cuire en consistance de sirop épais ; quand il sera assez cuit, ajoutez l'eau de fleurs d'oranger et l'extrait d'opium que vous aurez fait dissoudre dans une très-petite quantité d'eau distillée ; laissez faire encore deux ou trois bouillons, passer ; quand il sera froid, vous le mettrez en bouteillles que vous conserverez pour l'usage.

Propriété. — Même propriété que le précédent, il se prend de la même manière, mais il est plus efficace surtout pour la toux opiniâtre sèche et sanguine, il remplace efficacement le sirop de Lamouroux et le sirop de Briant.

Pommade à la moelle de Bœuf.

Pour fortifier les nerfs.

Moelle de bœuf,   250 gr.
Suif de mouton,   60
Huile d'olive,   125

Eau-de-vie,	125 gr.
Thym,	30
Sauge,	30

On fait cuire les plantes dans les corps gras environ une demi-heure, puis l'on passe, on ajoute l'eau-de-vie. Il faut remuer de temps en temps pendant le refroidissement. On garde cette pommade pour l'usage.

Propriété. — Cette pommade est très-efficace en friction, matin et soir, pour fortifier les membres, leur rendre leur souplesse, lorsqu'ils ont été affaiblis par de violentes douleurs ou par de grandes suppurations.

Vin de Quinquina.

| Quinquina gris | 60 gram. |
| Vin rouge ou blanc | 1 litre. |

Faites macérer huit jours, passez et filtrez. Le même quinquina peut servir jusqu'à trois fois. On peut aussi avec 45 gram. de teinture de quinquina, que l'on met dans un litre de vin, faire du vin de quinquina plus limpide que le premier et qui a l'avantage d'être préparé à l'instant.

Propriété. — Il est tonique et fébrifuge ; on le prend à jeun, ou après le repas, à la dose de 60 gram., deux fois par jour.

Nota. — Si on se sert de quinquina jaune, on n'en met que 30 gram.

Vin de Gentiane.

Racine de gentiane	30 gram.
Vin rouge ou blanc	1 litre.

Faites macérer pendant 8 jours, passez et filtrez.

On peut aussi le préparer à l'instant en mettant 45 gram. de teinture de gentiane dans un litre de vin.

Propriété. — Il est tonique, fébrifuge, antiscrofuleux, on le prend de la même manière et aux mêmes doses que le vin de quinquina.

Nota. — Quand on prépare le vin de quinquina ou de gentiane par la macération des substances dans le vin, si on le veut meilleur, on met sur les substances 60 gram. de bonne eau-de-vie, macérer 24 heures, avant d'y mettre le vin. Pour les personnes faibles, on sucre à volonté.

Vin de Chûte.

Vin blanc	1 litre.
Sel ammoniac	16 gram.

Mettre le sel ammoniac dans le vin, et lorsqu'il est dissous on peut s'en servir.

A prendre tous les matins 125 gram. une demi-heure avant le lever, ou le soir en se couchant, lorsque la digestion est faite.

Si l'on n'a pas de sel ammoniac, on prend 60 gram. de fiente de poule (la blanche est la meilleure), il faut qu'elle soit fraîche ; on la met dans un pot, avec 1 litre de vin blanc et 125 gram. de sucre ; on laisse digérer sur les cendres chaudes pendant 24 heures, puis on passe dans un linge. (*On conserve pour l'usage.*)

Il faut avoir soin que le pot dans lequel on fait digérer soit bien fermé et la bouteille bien bouchée.

Vin chalybé ou ferré.

| Limaille de fer | 32 gram. |
| Vin blanc | 1 litre. |

Faites macérer 8 jours et passez.

Propriété. — Ce vin convient aux personnes qui ont le sang trop pauvre et trop faible ; on le prend le matin une bonne demi-heure avant le repas, à la dose de 60 à 90 gram. ; puis on prend de l'exercice.

Vin d'Absinthe.

| Feuilles sèches d'absinthe | 30 gram. |
| Vin blanc généreux | 1 litre. |

Faites macérer deux jours, exprimez et filtrez ; on peut aussi préparer instantanément un vin d'absinthe, en mettant 30 gram. de teinture d'absinthe dans un litre de vin blanc.

Propriété. — Ce vin sert à relever les forces aux personnes épuisées soit par les maladies, soit par les privations. Il est aussi fébrifuge ; on le prend à la dose d'une cuillerée à bouche, trois fois par jour, avant ou après le repas.

Vin Antiscorbutique.

Prenez racine de raifort	450 gr.
Cresson	225 »
Cochléaria	225 »
Bécabunga ou ménianthe (trèfle d'eau)	225 »
Moutarde blanche	225 »
Esprit de cochléaria	225 »
Sel ammoniac	120 »
Vin blanc	15 litres.

On nettoie les racines, on les coupe par tranches et on es pile avec un peu de sucre, on nettoie les feuilles, on les incise et on les contuse. On concasse la moutarde et le sel ammoniac ; puis on met toutes ces substances dans un matras ; on verse le vin par-dessus et on le laisse macérer pendant huit jours, ayant soin de tenir le matras toujours bien bouché et de l'agiter plusieurs fois par jour ; ensuite on passe avec expression, on filtre et on conserve à la cave dans des bouteilles bien bouchées.

Nota. — On n'ajoute l'esprit de cochléaria que lorsque le vin est filtré.

Propriété. — Il sert à purifier le sang, particulièrement dans le goitre et les scrofules. On le fait prendre, le matin, à jeun, pour purifier le sang.

Teinture de Gentiane.

Racine de gentiane	100 gram.
Eau-de-vie à 25 degrés	500 »

Concassez les racines, versez l'alcool dessus et faites macérer quinze jours, puis passez et filtrez.

Propriété. — Avec 30 gram. de cette teinture, on prépare un litre de vin de gentiane.

Teinture de Quinquina.

Quinquina jaune concassé	200 gram.
Eau-de-vie à 25 degrés	1 litre.

Faites macérer 15 jours, passez avec expression et filtrez. On utilise le marc ainsi que celui de gentiane, en mettant du vin macérer plusieurs jours, ce qui produit encore un excellent vin.

Propriété. — Avec 30 ou 45 gram. de cette teinture, on fait un litre de vin de quinquina.

Teinture d'Absinthe.

Sommités sèches d'absinthe	100 gram.
Alcool faible	500 »

Faites macérer 8 jours et passez.

Propriété. — Tonique et fébrifuge ; avec 30 gram. de cette teinture, on fait un litre de vin d'absinthe.

Teinture de Citrons.

Prenez : zestes frais de citrons	200 gram.
Eau-de-vie bien forte	1 litre.

Incisez les zestes, mettez-les dans un bocal ; laissez

macérer 15 jours ; passez avec expression : mettez en bouteilles bien bouchées et conservez pour l'usage.

Propriété. — Cette teinture sert à aromatiser certains sirops, certains aliments et certaines potions.

Nota. — La teinture d'oranges se prépare de la même manière.

Looch blanc.

Amandes douces	N° 18.
id. amères	N° 2.
Sucre blanc	16 gram.
Eau commune	125 à 150 »
Gomme adragante pulvérisée	1 »
Eau de fleurs d'oranger	8 à 10 »

Mondez les amandes, puis faites une émulsion avec l'eau et la presque totalité du sucre ; triturez la gomme adragante avec le reste du sucre ; ajoutez peu à peu l'émulsion et enfin l'eau de fleurs d'oranger, en ayant soin de triturer constamment.

Nota. — Si l'on n'a pas d'amandes, on les remplace par 16 gram. d'huile d'amandes douces.

Looch Kermétisé.

Faites premièrement un looch blanc comme il vient d'être dit, puis délayez 0,20 centigram. de kermès minéral avec un peu de sirop et ajoutez le looch blanc peu à peu, il est mieux de mélanger le kermès avec la gomme et de le triturer ensemble.

On le donne aux personnes qui ont besoin d'avoir la

poitrine débarrassée par l'expectoration dans les fluxions de poitrine et les rhumes. On le prend par cuillerée d'heure en heure ou de deux heures en deux heures.

Looch pectoral.

Nommé vulgairement crème de bronchin.

Beurre de cacao	60 gram.
Sucre blanc en poudre	15 »
Sirop de tolu	30 »
Sirop de capillaire	30 »

Mêlez dans un mortier.

Nota. — On le prend par cuillerée à café dans les toux opiniâtres.

Lait d'amandes.

Pour en faire un litre on prend 35 à 40 amandes, on les monde, en les faisant infuser quelques minutes dans l'eau bouillante, puis on ôte les pellicules et on les met tremper quelques instants dans l'eau fraîche, ensuite on les essuie avec un linge, puis on les met dans un mortier avec 15 gram. de sucre ; on les pile jusqu'à ce qu'elles soient réduites en une fine pâte.

Ajoutez l'eau peu à peu, passez dans un linge et sucrez à volonté.

Potion calmante.

Eau de laitue	50 gram.
Eau de tilleul	50 »

Sirop diacode   30 gram.
Eau de fleurs d'oranger   10   »

A prendre par cuillerée toutes l s heures dans les toux
d'irritation et toutes les fois qu'on a besoin d'un calmant.

Potion antivomitive de Rivière.

N° 1.

Prenez : Bicarbonate de potasse   2 gram.
         Eau commune   50   »
         Sirop simple   15   »
Faites dissoudre le sel dans l'eau, ajoutez le sirop et
mettez en bouteille. Etiquetez N° 1.

N° 2.

Acide citrique   2 gram.
Eau commune   50   »
Sirop artificiel de citrons 15   »

Faites dissoudre l'acide citrique dans l'eau, ajoutez le
sirop et mettez en bouteille. Etiquetez N° 2.

Nota. — Si l'on n'a pas de bicarbonate de potasse, on
peut le remplacer par le bicarbonate de soude.

Propriété. — Cette potion est très-bonne pour arrêter
et prévenir le vomissement. On donne une cuillerée du
N° 1 et de suite une cuillerée du N° 2.

On en donne de temps en temps dans la journée, suivant l'urgence du besoin.

Julep gomeux ou potion gommeuse.

Gomme arabique pulvérisée	8 gram.
Sucre	10 »
Sirop de gomme	20 »
Eau de fleurs d'oranger	10 »
Eau distillée	125 »

Triturez la gomme avec le sucre ; incorporez ensuite le sirop et l'eau distillée, puis ajoutez. l'eau de fleurs d'oranger.

Propriété. — Elle est pectorale, calmante ; à prendre plusieurs fois dans la journée.

Potion cordiale fortifiante.

Vin vieux	120 gram.
Canelle	15 »
Infusion de thé	180 »
Sucre	120 »

On fait macérer 2 heures au bain-marie, le vin et la canelle dans un vase de faïence, puis on passe, on le mêle à l'infusion de thé, on ajoute le sucre et on le met en bouteille.

On peut en prendre une cuillerée d'heure en heure quand on est dans un grand état de faiblesse et qu'on ne peut rien manger ; après une grande maladie et toutes les fois que l'on a besoin de relever les forces épuisées.

Potion purgative ou Médecine noire.

Feuilles de séné	8 gram.	
Sulfate de soude	16	»
Manne en sorte	60	»
Eau bouillante	1 tasse.	

Versez l'eau sur les substances, laissez digérer une demi-heure, passez avec expression et donnez à la personne malade.

Nota. — Cette médecine doit se prendre un peu chaude.

Tisane royale.

Feuilles de séné	8 gram.	
Sulfate de soude	25	»
Anis vert	2	»
Coriandre	2	»
Cerfeuil récent	16	»
Eau tiède	1,000	»

Citron coupé par tranches N° 1.

Versez l'eau tiède sur les substances, laissez macérer 24 heures ; passez avec expression et prenez-la, à jeun, à différentes fois en un quart d'heure d'intervalle.

Si l'on n'a pas de citron, on le remplace par 2 gram. d'acide citrique.

Nota. — Pour les personnes qui ne peuvent pas boire beaucoup, on peut se contenter d'une seule tasse d'eau, et la faire prendre en une seule fois.

Eau gazeuse.

Bicarbonate de soude	6 gram.
Acide tartrique	6 »
Eau	1 litre.

Introduisez les poudres dans la bouteille, ajoutez l'eau et bouchez de suite.

Propriété. — On la donne aux deux repas principaux, pure ou coupée avec du vin. aux personnes qui digèrent difficilement.

Eau gazeuse ferrée.

Sulfate de fer	2 gram.
Acide tartrique	6 »
Sucre en poudre	12 »

Pulvérisez ces trois substances, mêlez et divisez en 12 paquets dans du papier blanc.

D'autre part.

Bicarbonate de soude	8 gram.
Sucre en poudre	12 »

Mêlez et divisez en 12 paquets bleus.

On fait dissoudre séparément chacun de ces paquets dans un demi-verre d'eau, on mêle et on avale au moment de l'effervescence.

Propriété. — On l'administre avec succès dans le cas de pâles couleurs.

Brou de Noix.

Au moment où les noix sont parvenues aux deux tiers de leur grosseur, on en choisit 30 vertes et des plus belles, assez peu formées pour qu'une épingle puisse passer à travers ; pilez-les dans un mortier, et faites macérer pendant trois semaines, avec 2 gram. de canelle.

1 gram. de noix de muscades dans un litre d'eau-de-vie ; passez à travers un linge et faites fondre 360 gram. de sucre dans 150 gram. d'eau, ajoutez ce sirop au ratafia, laissez-le s'éclaircir pendant six semaines, au bout desquelles vous le soutirerez et le filtrerez, puis le mettrez en bouteilles.

Propriété. — Bon pour les coliques, maux d'estomac, coliques du mois, vomissements, indigestions. Pour être bon, il doit avoir au moins deux ans.

Liqueur ou ratafia de Cassis.

Prenez cassis,	500 gr.
Merises ou petites cerises noires,	250
Canelle,	2

Ecrasez un peu le cassis et les merises, concassez la canelle, puis mettez toutes ces substances macérer pendant trois semaines dans trois litres d'eau-de-vie, ensuite passez et exprimez ; puis, faites fondre un kilogramme de sucre dans 375 grammes d'eau, ajoutez à la liqueur, laissez reposer, passez à la chausse ou filtrez et mettez en bouteilles, bouchez bien et conservez pour l'usage.

Propriété. — Il est très-bon pour fortifier l'estomac ;

on en donne une cuillerée à café dans une tasse de tisane ou d'eau sucrée. On peut aussi le prendre pur ; pour les personnes faibles on y ajoute un peu de sirop.

Liqueur de Coings.

Suc de coings,	1,500 gr.
Alcool à 31 degrés,	750
Sucre,	625
Amandes amères pilées,	8
Canelle,	6
Coriandre,	4
Muscades,	2

Faites dissoudre le sucre dans le suc épuré de coings, ensuite mélangez-le avec l'alcool et les autres substances, et laissez macérer pendant quinze jours ; filtrez, mettez en bouteille, bouchez bien et conservez pour l'usage.

Raisiné.

On prend des pommes, des poires, des pêches ; on les pèle et on le coupe en morceaux ; puis on prend du moût de raisins nouvellement exprimés, on le fait bouillir vivement à peu près un quart d'heure pour le clarifier ; ensuite on y met les fruits qu'on doit avoir préparés dès la veille, en les mélangeant avec le quart de sucre ou de cassonade, et on fait cuire le tout à peu près douze heures, ensuite on le met dans des pots, on les couvre, et on conserve.

Nota. — En faisant clarifier le moût de raisins, il faut avoir soin d'y mettre un nouet de cendres de javelle ou d'autres bois, afin d'ôter l'acidité du vin et le rendre plus agréable.

Si l'on n'a pas de fruit, on peut le remplacer par des betteraves ou de bonnes carottes ,et on fait tout de même un bon raisiné presque aussi agréable que le premier.

Gelée de Coings.

On prend les coings avant leur parfaite maturité, on les essuie avec un linge pour ôter le duvet, on les coupe par tranches, on rejette les pepins et les cloisons, on les fait bouillir dans partie égale d'eau. Lorsqu'ils sont bien cuits, on les passe dans un tamis de crin (ou dans un linge, si l'on n'a pas de tamis) ; on passe sans expression, ensuite on remet ce jus sur le feu avec partie égale de sucre, et on laisse cuire en consistance de gelée, ce que l'on recon--naît en en mettant un peu sur une assiette. Elle se fige par le refroidissement.

On peut aromatiser à volonté.

Gelée de Pommes.

Elle se fait comme celle de coings; seulement on l'aro-matise en mettant le suc d'un citron pour 1,500 grammes de suc et l'écorce de ce fruit, et un peu de canelle que l'on met pendant sa cuisson. On rejette ces aromates avant de la couler dans les pots.

Gelée de Groseilles.

On prend les groseilles entièrement mûres, on les écrase et l'on passe le suc. On met ce suc cuire avec partie égale de sucre durant un quart d'heure à gros bouillons, puis on le coule dans les pots ; et s'il y était resté un peu d'écume, on l'ôte de dessus les pots avant son entier refroidissement. On ne couvre ces pots que deux ou trois jours après, en ayant soin d'y mettre un rond de papier imbibé d'eau-de-vie. Si l'on y met un peu de framboises, la gelée est plus agréable au goût.

Marmelade de prunes.

On prend les prunes bien mûres, on ôte les noyaux, on fait un sirop avec la moitié de son poids de sucre ; ensuite on y met les prunes et on laisse cuire jusqu'à ce qu'elles puissent prendre en refroidissant la consistance de gelée : pour le reconnaître on en met un peu sur une assiette et on laisse refroidir. Si l'on veut faire des marmelades de moindre qualité, on peut remplacer le sucre par de la cassonade ; on peut aussi n'y mettre que le quart de sucre ou de cassonade, mais alors on laisse cuire longtemps.

On fait de la même manière les marmelades d'abricots, de cerises et de pêches.

Vin cuit.

Manière de le préparer.

Prenez la quantité que vous voudrez de bons raisins (pineaux ou bordelais) ; exprimez-en le suc, passez sur un tamis de crin ou dans un linge clair, mettez-le cuire jusqu'à réduction d'un tiers, puis ajoutez-y 250 grammes sucre ou cassonade par litre de ce vin cuit, laissez encore réduire d'un quart, ôtez-le de dessus le feu, mettez dans un plat, et lorsque votre liqueur sera à peu près tiède, ajoutez-y un litre d'eau-de-vie sur quatre litres de vin cuit ; laissez reposer quelques jours, puis mettez en bouteilles que vous coucherez à la cave, et que vous conserverez pour servir au besoin.

Nota. — Si on prend de bons raisins blancs, la liqueur est-meilleure.

Si on ne veut pas employer du sucre, il faut, durant la cuisson du moût de raisins, y mettre un nouet de cendre ou de poudre de marbre blanc, afin d'ôter au vin son acidité ou son âcreté.

Conserves d'abricots.

Prenez des abricots à demi-mûrs, vous les pèlerez et couperez en quatre, ou les laisserez entiers à volonté. Faites un sirop avec sucre, la moitié du poids des fruits et eau partie égale que de sucre,

Lorsque le sucre sera fondu et que le sirop aura bouilli pendant un quart d'heure, mettez vos fruits dans ce sirop, laissez-les jeter un bouillon ; ensuite, mettez le tout dans un plat, couvrez et laissez-le ainsi vingt-quatre heures. Le lendemain, ôtez le fruit du sirop, mettez ce sirop cuire de nouveau, ajoutez-y autant de sucre que la première fois, et lorsqu'il aura bouilli deux ou trois minutes, mettez le fruit pour lui faire jeter encore deux ou trois bouillons ; versez le tout dans un plat, couvrez et laissez ainsi pendant quarante-huit heures ; au bout de ce temps, ôtez encore le fruit d'avec le sirop, puis remettez ce dernier sur le feu ; laissez-le cuire à peu près dix minutes ; mettez-y

encore le fruit, et laissez-le cuire convenablement ; ensuite ôtez le fruit et placez-le dans des pots, puis vous
verserez ce sirop sur le fruit, lorsqu'il sera en consistance de gelée ; et lorsqu'il sera refroidi, vous couvrirez
les pots et les conserverez pour l'usage.

On fait de la même manière les conserves de pêches,
de prunes et de cerises ; mais, pour ces dernières, on met
tout le sucre à la première fois, et l'on ne met qu'un peu
d'eau pour le faire fondre ; dès qu'il est fondu, on y met
les cerises cuire pendant cinq ou six minutes, et le dernier
jour on y ajoute le quart de groseilles avec ce sirop, puis,
lorsqu'il est en consistance de gelée, on le verse sur les
cerises qui ont été mises dans les pots, après leur avoir fait
jeter quelques bouillons dans ce sirop.

II.

PRÉPARATIONS EXTERNES.

Cérat simple.

Prenez cire blanche,	125 gr.
Huile d'amandes douces ou d'olive,	375

Faites fondre au bain-marie, passez à travers un linge que vous aurez trempé dans l'eau bouillante, car autrement la cire s'y attacherait ; il faut aussi que le pot dans lequel on le passe soit échauffé auparavant, ainsi que la spatule avec laquelle on le triture ; puis triturez jusqu'à parfait refroidissement, en ayant soin de ratisser toujours ce qui s'attache au bord du pot et à la spatule, afin d'y incorporer ces grumeaux et que le cérat soit homogène.

Propriété. — Il est dessiccatif, c'est-à-dire qu'il fait sécher les plaies, il les adoucit et il calme les ardeurs de l'inflammation.

Cérat Galien.

Huile d'olive ou d'amandes douces,	500 gr.
Cire jaune ou blanche,	125
Eau de roses,	375

Opérez comme pour le cérat simple, mais il faut triturer longtemps jusqu'à ce que l'eau de roses soit bien incorporée ; pour cela on ne l'ajoute que par petites parties chaque fois.

Même propriété que le cérat simple ; mais il est plus rafraîchissant, quand il y a beaucoup d'inflammation.

Cérat saturné.

Cérat galien,	30 gr.
Extrait de saturne,	4

Mêlez exactement. On l'emploie particulièrement sur les brûlures et pour sécher les plaies.

Cérat calmant.

Cérat simple,	90 gr.
Eau de laurier cerise,	30

Incorporez exactement. Il est employé particulièrement sur les plaies très-douloureuses pour les calmer.

Eau blanche.

Extrait de saturne,	20 gr.
Eau commune,	1,000
Eau vulnéraire,	60

Mêlez et mettez dans une bouteille que vous tiendrez bien couchée.

Usage. — On ne s'en sert qu'à l'extérieur. Elle est bonne pour les yeux rouges, les brûlures, les foulures et les contusions. On en met des compresses.

Eau Sédative.

Sel marin (sel de cuisine),	60 gr.
Eau commune,	1 litre.
Ammoniaque liquide,	60 gr.
Eau-de-vie camphrée,	30

Mêlez toutes ces substances dans un pot bien couvert ; puis, lorsque le sel est fondu, passez et mettez en bouteille et tenez-la toujours bouchée.

Usage. — - Cette eau ne s'emploie qu'à l'extérieur, elle est bonne pour les brûlures, les foulures, les entorses, la migraine, les maux de gorge, etc.

Nota. — Il est mieux de préparer l'eau sédative de la manière suivante :

1° On met l'ammoniaque avec de l'eau-de-vie camphrée dans une bouteille, on bouche bien et on agite.

2° On met d'autre part le sel dissoudre avec l'eau et quelques gouttes d'ammoniaque.

3° Lorsque le sel est fondu, on décante, ou on passe à travers un linge ; on mélange le tout, on bouche bien et on conserve pour l'usage.

Eau céleste.

Sulfate de cuivre,	1 gr. 60 centigr.
Ammoniaque liquide,	9 60
Eau distillée,	1 litre.

Faites dissoudre le sulfate de cuivre dans l'eau, et ajoutez l'ammoniaque liquide, puis mettez en bouteille, qu'il faut bien boucher.

Usage. — On se lave les yeux avec cette eau, trois fois par jour, on peut aussi en mettre une goutte dans l'œil malade, deux fois le jour.

Eau verte, pour les yeux.

Vert-de-gris,	5 gr.
Couperose blanche (sulfate de zinc),	8

Mettez ces deux substances dans un pot neuf, vernis en dedans, avec un litre d'eau de fontaine, faites-le bouillir trois ou quatre minutes, laissez reposer, passez et mettez en bouteille.

Usage. — On en met une goutte tous les soirs dans l'œil malade.

Eau de chaux

Chaux vive,	10 gr.
Eau,	1 litre.

Faites éteindre la chaux, puis jetez cette première eau, remettez la même quantité d'eau et agitez de temps en temps le premier jour et laissez reposer.

Propriété. — Elle est antiacide, elle sert aussi à faire un liniment pour les brûlures.

Manière de s'en servir. — Prenez une partie de cette eau, et mettez-la avec partie égale d'huile d'olives, mêlez et étendez de ce mélange sur la brûlure. On se sert de ce mélange pour guérir quelques membres gelés, on l'emploie de la même manière que pour les brûlures. Comme antiacide, on la prend, soit le matin à jeun, trois ou quatre cuillerées dans une tasse de lait ou d'eau sucrée, soit après le repas ou au moment de la digestion.

Eau d'Alibourg.

Sulfate de zinc,	16 gr.
id de cuivre,	16
Safran,	0 08 centigr.
Camphre,	0 20
Eau,	500 gr.

Triturez le camphre dans un mortier avec un peu d'alcool, triturez avec ce mélange et quantité suffisante d'eau, la petite portion de safran : ajoutez le reste de l'eau et mêlez à ce liquide les deux sulfates ; filtrez-le avec un papier, mettez dans un flacon, bouchez et conservez pour l'usage.

Usage. — Cette eau est bonne pour guérir les efforts, les contusions, les tours de reins, et pour les chutes.

Manière de s'en servir. — On prend de cette eau de 20 à 30 gouttes au plus, suivant le sexe et le tempérament ; on met ces gouttes dans un demi-verre de vin. Si l'on est à jeun lorsque l'accident arrive, on le prend de suite ; autrement on attend le soir avant de se mettre au lit ; ordinairement, ce remède produit mieux son effet pendant le repos. On peut prendre ce remède lors même qu'il y a plusieurs mois que l'accident est arrivé, et ordinairement, le second jour qu'on le prend, on est guéri ; il est rare qu'on soit obligé d'en prendre trois fois.

Cette eau est bonne pour les yeux, on en met 12 gram. dans 125 gram. d'eau courante et 24 gram. dans la même quantité d'eau, pour les plaies, les contusions, pour les plaies fétides, gangréneuses, et les fractures.

Eau-de-vie camphrée.

Eau-de-vie à 21 degrés	1 litre.
Camphre	32 gram.

Faites dissoudre : 1° le camphre dans un peu d'alcool, puis mélangez avec l'eau-de-vie, filtrez et conservez pour l'usage.

Propriété. — En frictions, pour les coups, les contusions, les foulures.

Alcool camphré.

Camphre	60 gram.
Alcool à 30 degrés	1 litre.

Faites dissoudre le camphre dans l'alcool, et conservez pour l'usage.

Esprit de camphre.

Alcool à 32 ou 35 degrés	440 gram.
Camphre	60 »

Faites dissoudre le camphre dans l'alcool, mettez en bouteille et conservez pour l'usage.

Il est employé pour la cholérine ou le choléra. Il apaise les douleurs de dents.

Huile camphrée.

Huile d'olive	250 gram.
Camphre en poudre	30 »

On fait dissoudre le camphre dans un peu d'esprit de vin (ou alcool), puis on le mélange avec l'huile et on filtre s'il est besoin.

Propriété. — Elle sert à frictionner certaines foulures, et on en met des compresses sur le ventre et sur l'estomac dans les mauvaises fièvres, afin d'arrêter l'inflammation. Dans ce même cas, elle sert aussi en frictions.

Baume Samaritain.

Vin rouge	500 gram.
Huiles d'olives	500 »
Sucre	45 »
Racine d'aristoloche	15 »

Mêlez et faites évaporer jusqu'à réduction de moitié. Battez bien le mélange avant de le faire cuire.

Si l'on n'a pas d'aristoloche, on peut se dispenser d'en mettre.

Propriété. — Ce baume est bon pour les coupures, les meurtrissures, etc., et toutes les plaies récentes ou anciennes, les brûlures, les ulcères et les contusions.

Baume de Geneviève.

Huiles d'olives, fine	500 gram.
Cire jaune en petits morceaux	84 »

Eau de roses	84 gram.
Bon vin rouge	500 »
Santal rouge en poudre	20 »

Mettez le tout dans une terrine vernissée, qui contienne environ la valeur de 2 ou 3 litres ; laissez bouillir une demi-heure, remuant toujours la matière avec une spatule en bois. Ce temps expiré, ajoutez :

Térébenthine de Venise, fine, 166 gram. Incorporez le tout avec la spatule en bois pendant une ou deux minutes, retirez le vaisseau du feu, et quand le baume sera un peu refroidi, jetez-y camphre en poudre, 15 gram.

Mêlez bien avec la spatule, coulez ensuite à travers un linge dans un autre vaisseau, laissez reposer jusqu'au lendemain ; lorsqu'il sera figé, faites de profondes incisions en forme de croix dans le baume, pour en retirer l'eau qui sera déposée dans le fond.

Mettez enfin dans un pot de faïence pour le conserver.

Propriété. — Bon pour la gangrène, rhumatismes, douleurs de toute espèce, même les douleurs internes, comme pleurésie, colique, maux de tête, pour les blessures, meurtrissures, ulcères, foulures, brûlures. On s'en sert aussi dans les fièvres malignes.

Usage. — Il faut en frotter la partie malade, sans avoir égard à ce qui est cadavéreux. Dans la pleurésie, les coliques, etc., on en fait prendre 8 gram. à la fois dans du bouillon de veau. On s'en sert encore pour la morsure d'animaux venimeux.

Onguent digestif.

Pour épurer les abcès ou tous autres maux.

Farine de seigle	30 gram.
Térébenthine	10 »
Huile d'olives	25 »
Miel	30 »
Jaune d'œuf cru	N° 1.

On met toutes ces substances ensemble à froid ; on met le jaune d'œuf le dernier.

Usage. — On en met sur le mal matin et soir, jusqu'à parfaite guérison.

Onguent pour toutes sortes de maux.

Poix résine	500 gram.
Mine de plomb rouge (minium)	500 »
Encens mâle	620 »
Cire jaune neuve	98 »
Huile d'olives	1 kil. 500 »

On peut augmenter ou diminuer la quantité des drogues à proportion de ce que l'on voudra faire.

Il faut commencer par bien nettoyer les drogues de toutes leurs ordures, ensuite les bien écraser, puis les mettre dans l'huile, mettre le tout dans un chaudron assez grand, sur un petit feu, excepté la mine de plomb. Il faut toujours tourner, de crainte que quand il commence à bouillir il ne passe par-dessus le chaudron.

Quand toutes les drogues sont fondues, on met, petit à

petit, la mine de plomb, en tournant toujours, afin que rien ne tienne au fond du chaudron.

Continuer ainsi jusqu'à ce que l'on voie l'onguent devenir brun ; il faut alors le retirer du feu et, après l'avoir laissé refroidir une demi-heure, le mettre dans des pots.

Onguent divin.

Huile d'olives	500 gram.
Minium pulvérisé	250 »
Cire jaune	90 »

Mettez la cire fondre avec l'huile dans un pot de terre bien verni ou dans un vase de cuivre non étamé ; lorsque la cire est fondue, vous y mettez le minium, ayant soin de verser doucement et de remuer constamment ; le minium étant si pesant qu'il descend toujours au fond du vase, il faut remuer tout le temps de sa cuisson : on connaît que l'onguent est assez cuit lorsque la grosse écume a perdu toute sa teinte rouge et est bien grise.

Propriété. — Bon pour toutes sortes de plaies, clous, furoncles, etc. Il fait sortir les épines et autres corps étrangers.

Onguent rouge.

1 verre de bon vin rouge.
2 jaunes d'œufs.
2 cuillerées de miel.

Délayez les jaunes d'œufs et le miel avec le vin ; puis mettez ces trois substances cuire sur un feu doux, ayant soin de remuer tout le temps de la cuisson.

On connaît qu'il est assez cuit lorsqu'il est brun de châtaigne, et alors il se trouve, en refroidissant, comme de la confiture.

Usage. — On le met sur un linge de la grandeur du mal, et on le change matin et soir.

Propriété. — Bon pour sécher les plaies, finir la suppuration et affermir les chairs.

Emplâtre vésicatoire.

Cire jaune	60 gram.
Graisse douce	60 »
Poix de Bourgogne	125 »
Térébenthine de Strasbourg	125 »

Faites liquéfier toutes ces substances ensemble, passez à travers un linge, agitez jusqu'à ce qu'on puisse y plonger le doigt sans se brûler, ajoutez-y :

Poudre grossière de cantharides	100 gram.

Continuez d'agiter, et lorsque l'onguent sera bien homogène, vous le coulerez sur un marbre huilé ou dans un plat d'eau froide, puis vous le malaxerez entre les mains et vous en ferez des magdaléons que vous conserverez pour l'usage.

Usage. — On l'étend sur un moreau de toile neuve ou de sparadrap suivant la grandeur qu'on veut lui donner. — On s'en sert pour faire des vésicatoires.

Pommade camphrée.

Cire blanche,	10 gr.

Axonge (graisse douce),   90
Camphre,   30

On fait fondre l'axonge et la cire au bain-marie, puis on y met la poudre de camphre ; au bout de deux ou trois minutes, elle est faite.

Propriété. — On l'emploie sur les maux de mauvaise nature, les panaris et autres maux de doigts ; elle fait parfois disparaître les grosseurs, en se frictionnant deux fois par jour ; elle est très-efficace pour les brûlures.

Pommade émétisée ou stibiée.

Emétique,   4 gr.
Axonge (graisse douce),   12

Triturez d'abord l'émétique dans le mortier, puis ajoutez la graisse peu à peu.

Propriété. — On l'emploie dans les coqueluches et dans les rhumes opiniâtres, elle fait sortir de petites pustules semblables aux boutons de la petite-vérole.

Usage. — On frictionne, avec gros comme une noisette, la partie où l'on veut faire sortir des boutons.

Pommade épispastique verte.

Onguent populéum ou simplement graisse
    douce,   220 gr.
Cire jaune,   30

Faites fondre, laissez refroidir de manière à ce que vous puissiez y tremper le doigt sans vous brûler, ajoutez-y :

Poudre de cantharides,   8 gr.

Agitez jusqu'à parfait refroidissement ; si l'on n'a pas d'onguent populéum, on peut simplement faire digérer, cinq ou six heures au bain-marie, une petite poignée de feuilles de morelle ou du sureau avec la graisse, puis passez ensuite, ajoutez la cire et-les cantharides.

Propriété. — Cette pommade sert à panser les vésicatoires que l'on veut faire rendre.

Autre pommade épispastique.

Cire jaune,
Résine,   } 400 gr.
Huile d'olives,

Faites avec ces trois substances un cérat, puis vous ajouterez à ce cérat la décoction suivante :

Cantharides en poudre grossière,   60 gr.
Eau distillée,   250

Faites bouillir jusqu'à réduction de moitié.

Passez et filtrez, puis ajoutez cette liqueur avec le cérat, en le laissant encore digérer au bain-marie durant quatre heures, puis triturez-le comme le cérat galien.

Propriété. — Cette pommade sert à panser les vésicatoires.

Pommade épispastique au garou.

Ecorce sèche de garou,   125 gr.

Axonge (graisse douce),	450
Cire blanche,	45

Incisez le garou, humectez-le avec de l'alcool et contusez-le ; mettez-le digérer douze heures au bain-marie avec l'axonge ; passez avec expression ; laissez refroidir ; séparez le dépôt, faites ensuite liquéfier cette pommade avec la cire et agitez jusqu'à refroidissement.

Même propriété que la précédente.

Pommade aux gerçures.

Beurre frais,	1 kilog.
Pommes de reinettes, nº 4.	
Sucre,	125 gr.
Raisins pineaux,	500

Pelez les pommes et écrasez les raisins, ôtez les bourses et les pepins, écrasez les pommes et mettez le tout dans un bain-marie d'étain ; ajoutez le beurre et le sucre et faites cuire au bain-marie clos cinq à six heures, passez ensuite à travers un linge, laissez refroidir, faites fondre de nouveau, répétez cette opération jusqu'à ce qu'il n'y ait plus d'eau, puis ajoutez 60 grammes cire jaune, que vous ferez fondre avec le beurre, triturez ensuite en forme de cérat.

Nota. — A la dernière opération, ajoutez-y macérer quelques heures, 6 grammes, racine d'orcanette. Aromatisez avec une essence.

Pommade pour les dartres.

Prenez : Beurre frais,   30 gr.
        Brai,   4

Mêlez et frictionnez la dartre matin et soir.

Pommade pour adoucir et faire suppurer les plaies.

Prenez : Huile d'olive,   125 gr.
        Cire jaune,   30

Mauves tendres (le cœur), une petite poignée.

Faites fondre la cire dans l'huile ; ajoutez les mauves coupées en petits morceaux ; faites cuire sur un feu très-doux pendant vingt minutes, passez avec expression ; remuez jusqu'à parfait refroidissement et conservez pour l'usage.

On en met sur le mal soir et matin.

Pommade hydriodatée, ou à l'iodure de potassium.

Prenez : Iodure de potassium,   5 gr.
        Axonge (graisse douce),   40

Triturez avec soin l'iodure de potassium, d'abord seul, puis avec une partie de l'axonge, et, quand il sera bien divisé, ajoutez le reste de l'axonge.

Propriété. — Cette pommade est très-employée, 4 grammes en frictions, matin et soir ; pour le goître, les tumeurs scrofuleuses et les engorgements des glandes.

Pommade iodurée.

Prenez : Axonge,   40 gr.
        Iode,   1
        Iodure de potassium,   3

Broyez avec soin l'iode et l'iodure de potassium ensemble, ajoutez une partie de l'axonge, broyez longtemps, puis incorporez de la même manière le reste de l'axonge.

Propriété. — Elle est employée dans les mêmes cas que la pommade hydriodatée.

Encre violette.

Bois d'Inde,   500 gr.
Eau,   4 litres.

Faire réduire par l'ébullition à deux litres.

Passez la décoction ; ajoutez gomme,   100 gr.
Alun de roche,   150
Sucre candi,   100

Nota. — Cette encre devient noire en vieillissant ; si on veut de l'encre violette, on n'ajoute pas d'alun.

Composition pour détruire les punaises.

Alcool (esprit de vin),   438 gr.
Essence de térébenthine,   16
Camphre,   8
Sublimé corrosif,   4

On fait dissoudre le camphre et le sublimé dans l'alcool, puis on ajoute l'essence.

On passe un pinceau dans les fentes des lits ou des boiseries. Cette composition détruit non-seulement les punaises, mais encore les œufs de ces insectes.

TROISIÈME PARTIE

VOCABULAIRE DES MÉDICAMENTS

LES PLUS USITÉS, AVEC LEURS DIFFÉRENTS NOMS, LEURS PROPRIÉTÉS ET LEUR MODE D'EMPLOI.

***

Acétate de Morphine.

C'est le sel de morphine le plus employé. Il est extrait de l'opium. C'est un calmant employé en sirop ; il entre aussi dans des potions et des pilules à la dose de 1 à 15 centigrammes. — A l'extérieur, il est employé par la méthode endermique. On saupoudre alors un vésicatoire avec 1, 2, 3, 4 ou 5 centigrammes de chlorhydrate ou d'acétate de morphine.

Acétate d'ammoniaque.—Esprit de Mindérérus.

Stimulant diurétique, diaphorétique. On l'emploie à la dose de 16 à 30 grammes dans un liquide approprié pour les fièvres typhoïdes. — 20 à 25 gouttes dans un verre d'eau sucrée dissipent l'ivresse en quelques minutes.

Substances incompatibles. — Les sels acides, les acides et les sels terreux et métalliques.

Acétate de plomb cristallisé. — Sel de saturne. Sucre de plomb. — Acétate neutre de plomb.

Ce sel s'emploie à l'intérieur à la dose de 5 centigrammes dans une potion de 125 grammes d'eau distillée contre les sueurs colliquatives des phthisiques ; on peut augmenter progressivement la dose jusqu'à 40 et 50 centigrammes par jour ; il est aussi employé contre la diarrhée : c'est avec ce sel qu'on fait l'extrait de saturne.

Acétate de plomb liquide. — Extrait de saturne. Vinaigre de plomb. — Sous-acétate de plomb.

C'est avec ce liquide qu'on fait l'eau blanche, si souvent employée pour les entorses, les foulures ; on le mêle souvent à l'eau vulnéraire ou à l'eau-de-vie camphrée. 15 grammes dans un litre d'eau de fontaine, constitue l'eau blanche ; en y ajoutant 60 grammes d'alcool simple ou vulnéraire, on a l'eau de Goulard. Enfin, elle est souvent employée en compresses comme astringent et résolutif ; on l'emploie aussi pour les légères inflammations des yeux, les dartres, les érysipèles.

Acide acétique. — Vinaigre radical.

Ce vinaigre est très-utile pour faire respirer aux personnes évanouies ; on l'emploie aussi dans les migraines, en aspiration.

Il sert à faire dissoudre l'acétate de morphine pour le sirop.

Acide arsénieux. — Arsenic blanc. — Mort aux rats. — Oxyde blanc d'arsenic.

C'est un poison des plus violents ; il entre dans la composition de la poudre minérale, et dans certaines pommades pour les dartres et les cancers.

Acide chlorhydrique. — Acide muriatique. — Acide marin. — Esprit de sel. — Poison violent.

Excitant, tonique, fondant, à l'intérieur étendu d'eau, jusqu'à agréable acidité, est employé dans les fièvres typhoïdes, la scarlatine, les maladies du foie, de la peau. Il est beaucoup plus employé pour gargarismes détersifs.

Acide citrique. — Acide du citron.

Tempérant, employé en limonade, particulièrement dans la jaunisse, le scorbut. Il est très-efficace dans les rhumatismes aigus, poly-articulaire. A la dose de 6 grammes avec 150 grammes d'eau et 50 grammes de sirop, pris par cuillerées, toutes les heures.

Acide nitrique. — Acide azotique. — Esprit de nitre. — Eau forte.

A l'extérieur, est employé comme cathérétique pour détruire les verrues, pour raviver les plaies pourries. A l'intérieur, à petite dose étendu d'eau dans les maladies de la peau, dans les fièvres typhoïdes : si l'on respirait sa vapeur, il donnerait la mort très-promptement.

Dose. — A l'intérieur, 10 gouttes pour 100 grammes d'eau, avec 60 gr. de sirop de sucre.

Acide oxalique. — Acide sucre.

Ce sel, à petite dose, compose une limonade rafraîchissante ; mais on lui préfère l'acide citrique ou tartrique. A haute dose, c'est un poison.

Acide phénique. — Acide carbonique. — Acide phéneux. — Alcool phénique. — Oxyde de phène. — Phénol.

Cet acide a été découvert en 1834 par Runge.

On le trouve dans le goudron de houille, dans l'urine, etc.

Il jouit à un haut degré des propriétés antipsoriques, antiputrides, désinfectantes, etc.

Il coagule le sang, l'albumine, rend les peaux imputrescibles, Il empêche le développement des êtres organisés : aussi l'emploie-t-on avec avantage pour désinfecter les plaies gangréneuses, les ulcères fétides. Comme caustique, contre les piqûres et morsures venimeuses.

On l'emploie à l'intérieur, dans plusieurs cas de diarrhée chronique, de vomissements continus, etc.

Dose à l'intérieur, 1 gramme pour 1 litre d'eau ; à l'extérieur, on peut porter la dose à 5 grammes pour 1,000 d'eau.

Comme boisson antimiasamtique pour remplacer aux repas le vin, le cidre, la bière, on peut employer :

Acide phénique cristallisé ,   1 gr.

Eau de fontaine, 1,000
Eau-de-vie ou rhum, 10

Comme caustique, alcool à 90 centigrammes et acide phénique, partie égalé.

Acide sulfurique. — Huile de vitriol. — Esprit de vitriol.

C'est un puissant caustique pour détruire les verrues ; il entre aussi dans la limonade sulfurique, employée pour le crachement de sang, à la dose de 3 ou 4 grammes par litre d'eau ; mais on lui préfère l'eau de Rabel qui est moins active.

Acide tartrique. — Acide tartareux. — Sel essentiel de tartre.

Il entre dans la composition de l'eau gazeuse ; et il est aussi employé comme tempérant et rafraîchissant en limonade, à la dose de 2 grammes jusqu'à 4 par litre d'eau.

Acide sulfurique alcoolisé. — Eau de Rabel. — Alcoolé d'acide sulfurique.

Cette eau est très-usitée en médecine contre les hémorrhagies internes et externes. On la fait prendre intérieurement à la dose de 20 à 24 gouttes dans une potion de 125 à 150 gram., que l'on prend par cuillerées plus ou moins rapprochées, selon l'urgence des cas.

Alcool. — Esprit de vin.

Il sert à faire plusieurs préparations.

Alcool camphré.

Très-usité en frictions, dans les douleurs rhumatismales, la goutte, les foulures, les entorses et les contusions ; mais dans plusieurs cas on lui préfère l'eau-de-vie camphrée, l'eau sédative, on s'en sert aussi en compresses ; il entre également dans plusieurs préparations.

Alcool de cochléaria.

Cet alcool s'emploie étendu d'eau sous formes de gargarismes, comme antiscorbutique et odontalgique ; l'esprit de cresson et de raifort ont la même propriété ; il sert aussi à la propreté de la bouche.

Alcool de romarin.

Il entre dans plusieurs préparations, mais surtout dans le baume *opodeldoch*.

Alcoolat de citron composé. — Eau de Cologne.

Il apaise la migraine ou tout autre mal de tête : quelques gouttes dans une tasse d'eau font une boisson agréable.

Alcoolat de mélisse composé. — Eau de mélisse des Carmes.

Avec les vertus et propriétés de l'eau de Cologne, elle est employée et sert encore à chasser les vents.

Alcoolat vulnéraire. — Eau vulnéraire spiritueuse. — Eau d'arquebusade.

Excitant, stimulant, vulnéraire ; c'est un remède populaire contre les contusions, les coups à la tête.

Cette eau convient après les chutes, pour empêcher les dépôts de se former. On en prend à l'intérieur une cuillerée, coupée avec deux cuillerées d'eau ; on en met une compresse pure ou mêlée à l'eau blanche, sur la partie malade ; on la fait aussi respirer dans les évanouissements.

Aloës.

On distingue plusieurs sortes d'aloës : l'aloës succrotin ; l'aloës hépatique des Barbades ou de l'Inde ; l'aloës caballin, etc. Le plus employé est celui qu'on appelle succrotin. C'est un purgatif drastique et tonique selon les doses. Comme purgatif, son action se porte sur le gros intestin. On l'emploie chez les sujets menacés de congestions cérébrales, dans les constipations opiniâtres ; il est aussi emménagogue.

Dose de la poudre ou des grumeaux : 5 à 25 centigr., comme tonique, 15 cent. à 15 décigr. comme purgatif. On l'emploie sous plusieurs formes ; mais la forme pilulaire est la plus convenable pour l'intérieur.

La teinture d'aloës est bonne pour les coupures.

Alun calciné.

L'alun privé de son eau de cristallisation par calcination dans un creuset jusqu'à cessation de boursouflement, prend le nom d'alun calciné, il est alors moins soluble dans l'eau, et sert comme cathérétique pour réprimer les chairs fongueuses, ou en insulflations dans les cas de taies de la cornée.

Ammoniaque liquide. — Alkali volatif. — Esprit de sel. — Ammoniaque. — Alcali fluor.

On le fait respirer aux personnes évanouies. On peut, dans la paralysie et l'épilepsie, en faire prendre 20 à 25 gouttes dans un verre d'eau, c'est de cette manière qu'on l'emploie pour dissiper l'ivresse. On le donne encore contre la morsure des vipères ou d'un animal enragé. Pur, il sert à brûler la plaie faite par cette morsure, sur laquelle on applique ensuite un vésicatoire que l'on entretient quelque temps.

Mêlé à 7 parties d'huile d'olives, il forme un liniment employé avec succès pour résoudre certains engorgements des glandes et des mamelles ; pour les brûlures, et pour dissiper l'inflammation produite par des piqûres de divers reptiles.

Antimoine diaphorétique lavé. — Oxide blanc d'antimoine. — Antimoniate de potasse.

Ce sel est parfois employé à petites doses comme vomitif, laxatif et purgatif. On le fait entrer ordinairement dans les loochs, à la dose de 5 centig. à 4 gram., où il est tenu en suspension par un mucilage.

Assa-fœtida. — Ase-fétide.

C'est un antispasmodique précieux ; Bœrhaave dit n'en pas connaître de plus puissant. On l'emploie surtout dans l'hystérie, l'hypocondrie, les affections nerveuses des organes respiratoires. Il est aussi emménagogue, vermifuge, carminatif, incisif. On l'administre sous forme de pilules, de potions, et surtout de lavements émulsionnés par le jaune d'œuf. Dose de la poudre : de 50 centigr. à 2 gram.

Azotate ou nitrate. — Acide de Mercure.

Cette eau est un caustique énergique.

Azotate de potasse. — Nitrate de potasse. — Sel de Nitre. — Salpêtre.

A haute dose, poison ; à petite dose, diurétique, 1, 4, 8 gram. comme contro-stimulant.

Azotate d'argent. — Caustique lunaire.

Cathérétique, antiphlogistique, en injection, en colyres, en solutés concentrés. A l'intérieur, il a été employé comme tonique, antispasmodique : dose, 1 à 10 centigr.

Azotate d'argent fondu. — Pierre infernale. — Nitrate d'argent fondu.

Cette pierre est pour toucher et réprimer les chairs fongueuses, détruire les cicatrices, les cors, les verrues.

Baume du commandeur.

Il convient particulièrement pour les plaies nouvelles et simples. Lorsqu'elles ont suffisamment saigné par l'eau tiède, on en forme une compresse que l'on assujettit convenablement, après avoir réuni les lèvres de la plaie : il la consolide en empêchant la suppuration.

Baume fioraventi. — Alcool fioraventi.

Ce baume est un stimulant très-énergique, employé particulièrement en friction pour les douleurs rhumatismales chroniques.

Il fortifie la vue ; on en verse quelques gouttes dans le creux de sa main ; on frotte les mains l'une contre l'autre, puis on les met sur l'œil ou les yeux malades, un petit instant, ou simplement on passe sa main à plusieurs reprises devant l'œil malade.

Baume nerval.

Il est particulièrement employé en frictions pour calmer et fortifier les nerfs.

Baume Opodeldoch.

Il est très-souvent employé en frictions pour les douleurs rhumatismales. Pour s'en servir, on le met entre deux linges, ou entre une flanelle, et on frictionne ainsi la partie malade.

Baume du Pérou. — Baume des Indes.

Ce baume est excitant, employé de la même manière que celui de Tolu ; de plus, il entre dans les pilules de Morton, dans la thériaque, et sert aussi comme parfum.

Baume de Tolu. — Baume d'Amérique.—Baume de Saint-Thomas. — Baume de Carthagène.

Ce baume est un stimulant balsamique précieux. C'est surtout dans les catarrhes chroniques que l'on en fait usage : on en fait des pastilles, du sirop : ce sont des préparations très-agréables. Ce baume est aussi diurétique, il entre en outre dans diverses préparations.

Baume tranquille. — Huile de Narcotiques

Remède très-employé à l'extérieur, contre les douleurs rhumatismales, comme calmant en frictions ; il calme aussi les douleurs d'oreilles.

Bdellium.

C'est une des gommes résines les plus anciennement connues ; elle entre dans le diachylon ; gommé c'est un excitant.

Benjoin.

Ce baume est si ancien qu'il était connu des Hébreux. C'est un excitant balsamique employé dans les inflammations des voies respiratoires, en fumigations. On l'emploie aussi dans les douleurs ; on en projette des fragments sur des charbons, on en reçoit la fumée qui se produit dans un morceau de flanelle, avec lequel on fait ensuite des frictions.

L'odeur agréable qu'il répand quand on le brûle, fait

qu'on le mélange à l'encens que l'on brûle dans les églises. Il entre dans le baume du commandeur et dans plusieurs parfums.

Beure de cacao.

C'est un adoucissant très-estimé pour les maladies de poitrine, pour les toux sèches.

Lorsqu'elles existent sans irritation, on lui associe, avec avantage, le Kermès minéral dont on met deux décigrammes avec 4 grammes de ce beurre. On fait du tout 16 pilules, dont on prend une toutes les deux ou trois heures, une heure et demie au moins, avant et après chaque repas. Il s'emploie encore avec succès pour les douleurs hémorrhoïdales.

Bitume de Judée. — Asphalte.

Inusité en médecine ; il sert dans les arts.

Bicarbonate de soude. — Sel digestif de Vichy.

Il est très-employé comme digestif, et pour dissoudre les calculs d'acide urique. Il entre dans les différentes poudres effervescentes ; il fait la base des eaux et des pastilles de Vichy.

Blanc de Baleine. — Cétine. — Ambre blanc.

On l'a employée comme béchique, adoucissant, à la dose de 2 à 8 grammes ; mais aujourd'hui elle ne sert qu'à l'extérieur ; elle entre dans certaines pommades.

Blanc de Céruse. — Carbonate de plomb. — Céruse.

La céruse est un dessiccatif et un résolutif employée seulement à l'extérieur ; elle entre aussi dans certains emplâtres.

Bol d'arménie. — Bol oriental. — Argile ocreuse.

Autrefois il était employé comme dessiccatif, fortifiant, hémostatique, astringent ; aujourd'hui il n'est guère usité que dans les arts.

Borate de soude. — Borax.

Ce sel est un fondant astringent, résolutif, employé en colyre dans les granulations de la cornée ; en gargarismes dans les aphthes ; en pommade dans les dartres.

Boule de Nancy. — Boule de Mars. — Boule d'acier.

Remède populaire contre les contusions, les foulures. On met une ou deux de ces boules dans l'eau jusqu'à ce que celle-ci ait acquis une couleur ambrée, et l'on applique en compresses ; moins chargée, on s'en sert à l'intérieur : c'est l'eau de boules.

Camphre.

C'est un médicament extrêmement précieux ; à petites doses, il jouit de propriétés sédatives ; à hautes doses, c'est un excitant énergique. On l'emploie journellement dans les névralgies, les spasmes de la vessie, l'épilepsie, l'hystérie et beaucoup d'autres affections nerveuses ; dans les fièvres putrides et adynamiques ; comme sudorifiques dans les éruptions qui languissent ; comme antipestilentiel, dans la gangrène et autres mauvais maux. Il est aussi très-utile dans les rhumatismes, la sciatique, la paralysie ; il calme les douleurs des voies urinaires, surtout celles causées par l'action des cantharides. Le camphre se donne intérieurement à la dose de 5 centigrammes à 8 grammes en nature, en poudre, et le plus souvent en pilules ; pour l'extérieur, il entre dans une foule de préparations: eau-de-vie camphrée, pommades, huile, etc. On le prescrit seul, ou associé à d'autres substances : à l'opium, à la jusquiame, à la valériane dans les névroses ; au gaïac, dans le rhumatisme, la goutte ; au quinquina dans les fièvres putrides.

Carbonate d'ammoniaque. — Sel volatif d'Angleterre. — Alcali concret.

Ce sel est un excitant, un diaphorétique énergique, on en prépare une pommade, un soluté ; on l'emploie en fumigations, il fait partie de quelques préparations pharmaceutiques. Dose à l'intérieur, 5 centigrammes à 2 grammes ; à l'extérieur, c'est un rubéfiant.

Les pâtissiers l'emploient pour rendre leurs pâtes plus volumineuses et plus légères.

Carbonate de chaux, ou craie préparée.—Blanc d'Espagne. — Id. de Mendon.— Id. de Troyes.

Il est employé comme antiacide, ou absorbant, antidiarrhéique : dose 1 à 4 grammes en poudre, ou en pastilles.

Carbonate de fer. — Sous-carbonate de fer.

C'est un puissant et excellent ferrugineux; on peut l'administrer sous forme de poudre, de pastilles, d'électuaire, ou mieux encore en pilules, en dragées ; on peut l'associer au quinquina ; dose, 25 centigrammes à 2 grammes.

Carbonate de Magnésie, — Magnésie anglaise. — Magnésie carbonatée.

On l'emploie comme absorbant des acides de l'estomac; comme laxatif, et dans le cas d'empoisonnement par les acides ; il est vanté aussi contre la gravelle et la goutte, comme apéritif. Dose, une cuillerée à café comme antiacide ; et une ou deux cuillerées à bouche comme laxatif; mais, dans tous les cas, on lui préfère la magnésie calcinée.

Carbonate de potasse. — Sous-carbonate de potasse. — Potasse carbonatée.

Le carbonate de potasse pur est quelquefois employé à l'intérieur, comme lithontritique, diurétique et antirachitique ; à l'extérieur il est employé comme résolutif contre le prurit dartreux. Dose, 25 centigr. à 1 gram. en soluté.

Carbonate de soude.—Sel ou cristaux de soude. Carbonate neutre de soude.

Il est employé contre la gravelle, les scrofules, l'hydropisie, à la dose de 1 à 2 centigr. Pour les bains on emploie le carbonate de soude du commerce.

Cérat de Gàlien.

Il sert à faire sécher les plaies, il les adoucit et calme la douleur de l'inflammation ; si on incorpore 4 gram. d'extrait de saturne avec 30 gram. de cérat simple ou de cérat galien, on obtient le cérat saturné, qu'on emploie pour les brûlures et les plaies sans inflammation.

En mélangeant 10 gram. d'eau de laurier-cerise avec 30 gram. de cérat simple, on obtient le cérat calmant très-utile pour les plaies qui occasionnent de vives douleurs.

Charbon végétal.

On emploie par préférence le charbon de peuplier noir ou de tilleul ; on l'administre en poudre, en opiat ou en pastilles, pour l'intérieur, à la dose de 5 à 25 gr., pour faire disparaître la fétidité de l'haleine ; il est aussi employé comme laxatif, vermifuge, antidartreux et en général dans toutes les affections nerveuses de l'estomac, les migraines résultant des mauvaises digestions, les gastralgies, etc.

A l'extérieur, on l'emploie dans le traitement des ulcères et des plaies gangréneuses, c'est un des meilleurs dentifrices.

Chlorate de potasse. — Muriate oxygéné de potasse.

Ce sel a été proposé pour suppléer l'oxygène dans les maladies où l'on suppose que cet élément manque, puis dans le scorbut, les affections du foie, vénériennes, malignes, le croup des enfants et surtout la gangrène de la bouche, l'angine couenneuse. Une cuillerée à café après le repas, d'une solution de 6 grammes de chlorate de potasse dans 120 gr. d'eau sucrée, corrige la fétidité de l'haleine : comme topique contre les ulcères et les gerçures.

Chloroforme. — Chloride de carbone. — Carbure de chlore. — Perchlorure de formyle.

Le chloroforme est un liquide incolore, d'une odeur éthérée spéciale, rappelant celle de la pomme de reinette, d'une saveur à la fois éthérée, menthée et sucrée. il ôte l'amertume aux substances amères.

Aujourd'hui, le chloroforme est généralement considéré comme passé dans des propriétés anesthésiques bien supérieures à celles de l'éther et des autres stupéfiants ; 2 à 8 gr., inhalés pendant une à six minutes, suffisent pour obtenir l'anesthésie propre à faciliter les opérations chirurgicales. Mélangé dans un flacon avec partie égale en volume d'acide acétique, il peut produire une anesthésie locale. Étendu de beaucoup d'eau, il sert en compresses contre la migraine, le prurit dartreux.

Chlorure d'ammonium. — Chlorhydrate d'ammoniaque. — Sel ammoniaque.

Fondant, stimulant, diurétique et diaphorétique, journellement employé dans les scrofules, les tumeurs squirrheuses, rhumatismales, l'angine tonsillaire. A l'intérieur, dans des potions, des tisanes. A l'extérieur, en potions, gargarismes, colyres. Il entre aussi dans le vin antiscorbutique, sert à faire l'ammoniaque. Dans l'industrie, il sert à décaper les métaux. Dose de 1 à 2 gram.

Chlorures désinfectants. — Chlorures décolorants des arts.

Sous ce nom, nous rangeons trois préparations différentes, à cause de leur analogie médicale, industrielle et historique.

1° Chlorure de soude. — Liqueur de Labarraque. — Chlorure d'oxyde de sodium.

Il s'emploie pour désinfecter : mêlé avec partie égale d'eau, on arrose et lave avec ce chlorure les objets dont on veut retirer l'odeur. Il sert aussi à désinfecter les plaies de mauvaise nature et empêcher les vers de s'y former, et, lorsqu'il y en a déjà, il les fait périr.

On ne l'emploie jamais pur.

C'est le chlorure le plus employé. On s'en sert étendu de cinq ou huit fois son poids d'eau, en compresses, lotions, injections, gargarismes, les brûlures, les engelures ulcérées, la gale, etc. A l'intérieur, on l'a employé contre les fièvres typhoïdes, à la dose de 20 à 30 gouttes dans 250 gram. d'eau. C'est un moyen efficace contre la mauvaise haleine.

2º Chlorure de chaux sec.-Hypochlorite de chaux. Chlorure d'oxyde de calcium. — Chlore.

Il sert comme désinfectant, on en délaye un peu dans des assiettes que l'on place dans les endroits infectés, il sert aussi dans le blanchissage des tissus.

3º Chlorure de potasse. — Eau de javelle.

Ce chlorure sert particulièrement dans le blanchissage du linge.

Chlorure de Sodium. — Sel de cuisine. — Sel marin. — Sel de gemme. — Sel de Gabelle.

C'est un remède populaire, il sert souvent en pédiluves irritants ; une pincée dans la bouche arrête le crachement de sang ; sa solution dans l'eau sert en compresses résolutives, il entre dans l'eau sédative, etc. Il est ausssi employé en gargarismes, en colyres.

Chlorhydrate de Morphine. — Chlorure de Morphium. — Hydrochlorate de Morphine.

Il s'emploie comme l'acétate de morphine. Dose de 1 à 5 centigr.

Chinchonine.

La cinchochine possède les propriétés de la quinine ; elle est à peu près inusitée.

Codéine.

La codéine s'emploie dans les mêmes cas de la morphine ; elle procure aux malades un sommeil plus doux et plus paisible ; c'est un produit fort cher. 5 centigr. de codéine équivalent à 3 de morphine.

Colle de Flandre ou Gélatine.

Elle est employée pour les bains gélatineux, il faut 1 kilog. de gélatine pour un grand bain.

On fait dissoudre la gélatine dans l'eau bouillante, puis on l'ajoute à l'eau du bain.

Colle de poisson.

En médecine, elle a été employée en solution pour lavements dans les inflammations d'entrailles, à la dose de 5 à 10 gram. par litre d'eau ; elle entre aussi dans certaines préparations, comme, par exemple, les gelées.

Conserves de roses.

Elle est légèrement astringente, elle arrête le cours de ventre, le vomissement ; on s'en sert souvent pour former des pilules avec différentes poudres. Sa dose est de 2 à 8 gram.

Corne de cerf calcinée.

Elle sert à faire la décoction blanche. Très-utile pour arrêter le dévoiement et les diarrhées chroniques.

Corne de cerf râpée.

Une forte pincée ou 10 à 20 gram. bouillie dans un litre d'eau, durant un quart d'heure, constitue une bonne tisane qu'on sucre à volonté ; est très-utile pour arrêter la diarrhée.

Crême de tartre. — Bitartrate de potasse. — Tartrate acide de potasse.

Bon purgatif rafraîchissant ; elle est diurétique. Dose de 4 à 6 gram. dans un litre d'eau en limonade ; elle convient particulièrement dans la jaunisse, les engorgements, les hydropisies, la goutte, les fièvres putrides et inflammatoires. Dose de 15 à 30 gram. comme purgatif.

Crême de tartre soluble. — Tartrate borico-potassique.

Elle s'emploie au même cas et à la même dose que la précédente ; seulement elle donne des solutés plus complets ; l'une et l'autre doivent être traitées par l'eau bouillante. On sucre ces préparations à volonté et on aromatise avec quelques gouttes de teinture de zestes de citron.

Créosote.

C'est un toxique corrosif violent. On l'emploie comme astringent et stimulant dans le pansement des ulcères, des cancers ; en collyre, en injections. Mais c'est surtout dans la carie dentaire qu'on l'emploie. Elle est un agent conservateur des pièces anatomiques et autres substances animales.

Digitaline.

Principe actif de la digitale, ne s'emploie jamais sans l'ordonnance du médecin ; pour ses propriétés, ce sont les mêmes que la digitale.

Diascordium.

Cet électuaire est très-bon pour arrêter le dévoiement ; à cet effet, on en prend matin et soir, gros comme une noisette, délayé dans un peu de vin ou d'eau, à volonté.

Dento ou perchlorure de fer.

Il est employé comme tonique à l'intérieur, sous forme de pilules, de potions. Dose de 1 à 25 centigrammes et plus.

C'est un hémostatique puissant, prompt et sûr. Il produit sur les plaies au moment de son application une sensation douloureuse, vive ; mais il ne les enflamme pas, il les protége contre l'irritation extérieure et contre la décomposition putride des caillots.

Eau, aqua ou Oxyde d'hydrogène.

L'un des quatre éléments des anciens ; nous ne nous étendrons pas sur son importance : 1° sous son rapport physique, c'est-à-dire à l'état liquide, ordinaire ; puis à ceux de glace, de neige et de vapeur ; — 2° sous son rapport chimique, c'est-à-dire à en faire connaître la composition selon qu'elle provient de la pluie, de fontaines, de

puits, de rivière. Enfin, sous le rapport de ses applica-
tions en pharmacie, en médecine. Ce serait trop long, nous
nous bornerons à dire qu'on divise les eaux médicamenteuses en quatre classes :

Eau. — Aqua.

1º Eaux diverses ;
2º Eaux distillées ou hydrolats ;
3º Eaux minérales naturelles ;
4º Eaux minérales artificielles :
(*Voyez* leur explication dans Dorvault.)

Eaux distillées, Hydrolats.

Ce sont des eaux chargées des principes médicamenteux des plantes, suivant leurs propriétées, par le moyen
de la distillation.

Eau sédative.

En compresses, elle apaise le mal de tête; elle est aussi
bonne pour les coups ou contusions, en frictions, pour les
douleurs rhumatismales; pour les maux de gorge, on met,
autour du cou, un linge imbibé de cette eau; elle sert
pour les foulures ou entorses, et pour les brûlures, pour
empêcher les ampoules de s'élever.

Eau-de-vie camphrée.

Très-usitée en frictions dans les douleurs rhumatismales, la goutte, les foulures, les entorses et les contusions.

Electuaires. — Saccharolés mous. — Opiat.

Ce sont des médicaments d'une consistance de pâte molle, composés de poudres délayées dans un sirop ; du miel, des pulpes, des extraits, etc., doués des propriétés des poudres qui les composent.

Emétique.— Tartre stibié. — Tartrate de potasse et d'antimoine. — Tartrate antimonico-potassique.

Il s'emploie comme vomitif depuis 5 centigrammes jusqu'à 15 centigrammes ; il y a des cas (comme la paralysie), où l'on peut en porter la dose jusqu'à 30 centigrammes. Il doit toujours être très-étendu d'eau : ainsi, 10 à 15 centigrammes pour une adulte, devront être dissous dans trois verres d'eau chaude, que l'on prendra dans un intervalle de trente minutes ; ensuite, boire de l'eau tiède, pour faciliter le vomissement. — Lorsqu'il convient de déterminer l'action de l'émétique par les selles après le vomissement, il suffit de mettre dans une tasse de thé ou de bouillon aux herbes 8 ou 16 grammes de sulfate de soude, et continuer de boire du bouillon aux herbes, sans sel, tant que dure l'effet purgatif.

Emplâtre diachylon gommé.

Cet emplâtre est très-employé, il convient pour résoudre les tumeurs, les clous, lorsqu'ils ont été amenés à la suppuration par des cataplasmes émollients. Il sert encore à réunir les lèvres des plaies récentes ; il fait du bon sparadrap.

Emplâtre vésicatoire.

Etalé en couche mince sur de la toile ou de la peau arrondie et de la grandeur d'une pièce de cinq francs et plus, selon le besoin et la partie où on le veut appliquer. Il sert à établir les vésicatoires, qui sont d'un usage très-fréquent et très-avantageux dans beaucoup de maladies. On les emploie surtout pour remplacer la suppuration d'un ancien ulcère qu'on veut supprimer ; pour détourner une fluxion interne, qui provient de la suppression de la transpiration ; d'une hémorrhagie, etc. ; dans les maux de tête, d'yeux et d'oreilles. Il est souvent très-utile d'en appliquer un petit que l'on entretient quelque temps.

Emplâtre de Vigo cum-mercurio.

Il résout les glandes engorgées dans les maladies vénériennes et les humeurs froides. On l'étend sur de la peau ou de la toile de la grandeur du mal, et on l'y met dessus. On le change tous les sept ou huit jours, ou même quinze jours.

Ergotine ou extrait aqueux de seigle ergoté.

L'ergotine est employée contre les hémorragies, aux mêmes doses que la poudre de seigle ergoté de 20 centigrammes à 2 grammes.

Ether sulfurique. — Ether hydrique. — Ether vitriolique.

Excitant diffusible fort énergique ; il est employé

comme antispasmodique, carminatif ; on le fait respirer dans les syncopes : dose, 10 à 40 gouttes dans une potion de 125 grammes.

Essence d'anis.

Cette essence, dissoute dans l'eau-de-vie et sucrée convenablement, forme une liqueur agréable et stomachique. L'eau sucrée, aromatisée avec cette essence, chasse les vents, excite le ton de l'estomac, favorise la sortie des crachats sur la fin des catarrhes.

Essence de citron.

Elle sert à aromatiser les limonades que l'on prépare avec la crême de tartre, le sel d'oseille, etc. Si l'on n'a pas d'essence, on se sert de la teinture de zestes de citron.

Essence de gérofle.

Son principal usage est de cautériser les nerfs dentaires, en apaisant les douleurs ; elle sert encore à détruire la carie des dents et des os.

Essence de lavande.

Ainsi que l'essence de citron, de petits grains, le néroli, elle entre dans la composition des liqueurs spiritueuses et aromatiques.

Espèces pectorales. — Espèces béchiques.

Feuilles de capillaire, de véronique, de scolopendre, d'hysope, de lierre terrestre ; capsules de pavots blancs.

Espèces émollientes.

Feuilles de mauve, de guimauve, de pariétaire, de mercuriale, de bette, de molène et de seneçon.

Espèces aromatiques. — Plantes aromatiques.

Feuilles sèches de sauge, de menthe, de menthe-coq (baume).

Sommités de thym, de serpolet, d'hysope, d'origan, de romarin et d'absinthe.

Espèces amères.

Feuilles de charbon-bénit, sommités sèches de germandrée, de centaurée, d'absinthe ; feuilles et sommités de lilas.

Espèces diurétiques. — Espèces apéritives.
Cinq racines apéritives.

Racine d'ache, de persil, d'asperges, de fenouil, de petit-houx.

Autres racines apéritives.

Racine de chiendent, de charbon roland, d'arrête-bœuf (bugrane), de garance et de fraisier.

Espèces dites 4 semences chaudes.

Semence d'anis, de fenouil, de coriandre et de carvi.

Espèces dites 4 semences froides.

Semence de calebasse, de pastèque (melon d'eau), de melon et de concombre.

Fleurs pectorales. — Fleurs béchiques.

Fleurs de mauve, de guimauve, de violettes, de bouillon-blanc, de coquelicot, de pied-de-chat et de tussilage.

Farine de lin.

Elle sert à faire des cataplasmes émollients sur lesquels on met quelquefois quelques gouttes de laudanum, pour les rendre calmants ; d'autres fois, on les arrose d'eau sédative.

Farine de moutarde.

Elle s'emploie comme dérivatif, en bains de pieds, 3 ou 4 cuillerées par bain. Elle sert aussi à former les sina-pismes que l'on applique aux jambes le plus souvent, pour prévenir les étourdissements, les maux de tête, les congestions cérébrales, quelquefois aussi pour ramener les règles.

Foie de soufre sec. — Sulfure de potasse.

On l'emploie en bains, à la dose de 125 à 150 gram. pour les maladies de la peau et la gale.

Fécule de pommes de terre.

On l'emploie fréquemment en cataplasmes adoucissants, et l'on en prépare des bouillies nourrissantes, des semoules, du sagou et du tapioca, dits indigènes.

Figues.

On les estime comme émollientes, pectorales, laxatives On les emploie aussi en gargarismes adoucissants dans les fluxions douloureuses de la bouche, et comme maturatives, étant réduites en pâte et appliquées sur des abcès. Elles font partie des quatre fruits pectoraux.

Fruits pectoraux. — Fruits béchiques.

Les quatre fruits pectoraux sont les dattes, les jujubes, les raisins de Corinthe et les figues. La pomme de reinette est aussi classée parmi les fruits pectoraux. Ces fruits sont fréquemment employés pour tisane en décoction, par partie égale à la dose de 60 gram. par litre d'eau, dans les bronchites aiguës ou chroniques, pour calmer la toux et adoucir la poitrine.

Fer. — Limaille de fer.

On l'emploie comme tonique, dans les affections du

système lymphatique et toutes celles caractérisées par la faiblesse et l'inertie des organes : comme la chlorose, l'aménorrhée, etc. Il modifie le sang d'une manière remarquable ; il jouit, ainsi que ses composés, de propriétés positives et extrêmement précieuses. On le fait prendre en poudre, à la dose de 10 à 20 centig. par jour.

Fer réduit par l'hydrogène.

Même propriété que la limaille de fer, mais à dose plus petite.

Gomme arabique.

C'est l'émollient par excellence ; elle est très-adoucissante, bonne dans les catarrhes pulmonaires, les diarrhées, les maladies des voies urinaires ; elle est très-usitée aussi dans les inflammations intestinales, les gastrites, les maladies de poitrine. On la fait dissoudre à la dose de 16 à 48 gram. par litre d'eau, que l'on sucre avec du sirop de gomme ou du sirop pectoral ; elle sert en poudre dans les potions, les loochs ; à tenir en suspension les huiles, les résines ; à former des pilules. On la suce aussi par morceaux, comme un bonbon.

Gomme adragante.

Egale la gomme arabique en vertu, mais les doses sont bien moins fortes, en raison de la quantité de mucilage qu'elle contient. Ainsi 50 centig. de celle-ci remplacent 8 gram. de gomme arabique.

Guimauve racine.

Emolliente, se prend en infusion légère dans les toux sèches. En lavement, elle rafraîchit et calme les coliques.

Gruau.

On en fait bouillir une cuillerée dans un litre d'eau, pendant 10 minutes ; on passe et l'on boit comme tisane soit avec du lait ou de l'eau de gomme, et l'on sucre avec du sirop ou du sucre ; il est rafraîchissant, peu nourrissant, et convient aux estomacs faibles.

Huile d'amandes douces.

On l'emploie comme adoucissant, à la dose de 4 à 30 gram., dans quelques maladies inflammatoires du canal alimentaire. On l'emploie comme laxatif chez les nouveau-nés ; souvent on l'introduit dans des potions, des loochs, des lavements et surtout des liniments.

Huile de croton tiglium. — Graines de Tilly.

A l'intérieur, à la dose de une à deux gouttes, c'est un purgatif violent, que l'on ne doit jamais employer que bien divisé à l'aide de la gomme ou de la mie de pain, ou du jaune d'œuf, soit dans des liquides, soit dans des pilules ; autrement on causerait des érosions dans la gorge. A l'extérieur, on frictionne : c'est un rubéfiant.

Nota. — Il ne faut jamais l'employer sans l'ordonnance du médecin.

Huile de foie de morue.

Elle est devenue maintenant un remède très en vogue, et elle est vantée dans les affections pulmonaires, le rachitisme, les affections rhumatismales et goutteuses, l'incontinence d'urine, les scrofules, le rachitisme et les affections pulmonaires. On la donne à la dose de 3 à 4 cuillerées à bouche par jour pour les adultes et le même nombre de cuillerées à café pour les enfants. Puis on se lave la bouche.

Huile de ricin. — Huile de palma christi.

On l'emploie fréquemment comme purgatif à la dose de 15 à 60 gram. pour un adulte. On la donne dans du bouillon aux herbes ou gras, ou sous forme d'émulsion avec la gomme ou le jaune d'œuf. L'expérience a prouvé qu'elle purge mieux à faibles doses qu'à doses exagérées.

Huiles volatiles. — Essences. — Oléolats.

Ce sont des médicaments fortement stimulants ; ce sont aussi des parfums : on les emploie rarement, purs mais le plus souvent en dissolution dans l'alcool.

Huile de millepertuis.

Elle est très-usitée en compresses sur les plaies récentes, les écorchures ou égratignures.

Houblon.

Tonique, puissant antiscorbutique ; il facilite la digestion, il purifie le sang, convient dans les maladies dartreuses, le carreau. On fait infuser une pincée dans un litre d'eau bouillante. On le prend en tisane dans la journée, et même au repas, mêlé avec du vin.

Huile de camomille.

Elle sert en frictions ou en compresses comme l'huile camphrée.

Huile camphrée.

Elle sert en frictions sur certaines foulures ; on en met des compresses sur le ventre dans les mauvaises fièvres, pour arrêter l'inflammation, avec partie égale d'huile de camomille ; elle constitue l'huile de camomille camphrée.

Hypophosphite de soude.

Elle sert à faire un sirop très-bon pour la poitrine.

Hyposulfite de soude.

On l'emploie dans les maladies de la peau comme sudorifique, fondant ; dose, 1 à 5 gram.; à hautes doses il est purgatif, 30 gram.

On en fait un sirop.

Iode.

L'iode est un médicament précieux dans certaines maladies, et principalement dans les scrofules et le goître ; l'iode fait la base d'une teinture alcoolique, d'une pommade, de solutés divers : dose 1, 2, 3, 4, 5 centig.

Iodures. — Hydriodates.

Toutes les iodures possèdent les propriétés médicinales de l'iode, d'une manière plus ou moins manifeste.

Iodure de fer.

On l'emploie dans l'aménorrhée, les flueurs blanches, la phthisie pulmonaire et les maladies de la peau. Comme tonique et désobstruant : dose de 1 à 10 décig. en pilules ou en solutés ; à l'extérieur en lotions, en pommades, bains, etc.

Iodure de plomb.

Très-employé en pommade contre les engorgements des glandes et les ulcérations des paupières.

Iodure de potassium.—Hydriodates de potasse.

L'iodure de potassium constitue l'un des médicaments les plus précieux. Ses propriétés sont celles de l'iode ; plus, celles propres à la potasse. Il est beaucoup plus employé que l'iode ; il peut être administré sous forme de potions, de solutions jusqu'à la dose de 4 gram. par jour. Il entre aussi dans les pommades.

Ipécacuanha.

Il est employé comme tonique dans les fièvres rémittentes, la diarrhée ; comme expectorant dans le catarrhe, la coqueluche, mais surtout comme vomitif dans les embarras gastriques ; son emploi est moins dangereux que celui de l'émétique. Dose, 30 à 60 centig. et 1 gramme comme vomitif, délayé dans de l'eau chaude ; 3 centig. à 30 centig., comme expectorant sur la fin des catarrhes, de la coqueluche ; lorsqu'il y a gêne de la respiration, de petites doses souvent répétées sont très-utiles ; elles facilitent l'expectoration et donnent du ton aux fibres de l'estomac.

Jalap en poudre.

C'est un purgatif drastique efficace, dose 1 à 5 gram. Il ne faut pas confondre cette poudre avec celle de la résine de jalap, qui est beaucoup plus énergique, et ne s'administre qu'à la dose de 10 à 50 centig., soit triturée avec du sucre, soit en pilules ou en émulsion.

Kermès minéral. — Poudre des Chartreux. — Oxyde d'antimoine brun. — Sulfure d'antimoine hydraté.

Médicament héroïque, employé comme stimulant, émétique, diaphorétique, altérant, béchique, expectorant ; dose 5 à 20 et 30 centig., le plus souvent employé dans

un looch, dans une potion, tenu en suspension à l'aide de
la gomme.

Lactate de fer.

Il est employé avec succès dans la chlorose. On en fait
des tablettes, des pilules. Dose de 1 centigr. à 1 gram.

Lavements ou clystères.

On les prépare selon la propriété qu'on désire.

Laudanum de sydenham. — Vin d'opium composé. — Gouttes de sydenham.

Préparation des plus employées à la dose de 6 à 24
gouttes, dans une potion de 125 gram., comme étant le
sédatif par excellence du système nerveux.

Magnésie calcinée — Magnésie pure. — Magnésie décarbonatée.

La magnésie calcinée a une importance médicale très-
grande : elle est antiacide, laxative, purgative, d'un effet
certain ; c'est le meilleur contre-poison de tous les acides
en général. On l'emploie avec avantage dans la goutte, la
gravelle.

On l'associe, comme purgatif, à la crème de tartre, au
calomel, au jalap. Comme antispasmodique, à la poudre
de feuilles d'oranger, à la valériane, à la jusquiame, au
castoréum ; comme tonique, à la rhubarbe, au quinquina,
au gingembre, à la quinine. Dose, 8 à 15 gram. comme

purgatif ; 50 à 75 centig. comme antiacide ; 30 à 40 centig. de temps en temps, seule, ou associée au quinquina ou à la rhubarbe, comme tonique.

Manne en larmes. — Manne en sorte.

La manne est un doux purgatif, ou plutôt laxatif. Celle en larmes est fréquemment employée à la dose de 10 à 30 gram. comme un léger dérivatif chez les enfants et les vieillards ; dans les rhumes et les embarras intestinaux : on la fait prendre dans un peu d'eau chaude coupée avec du lait.

La manne en sorte se donne comme purgatif, à la dose de 30 à 60 gram. Ordinairement on l'associe au séné et au sulfate de soude (voyez Médecine noire) : alors elle produit bon effet.

Mercure doux. — Calomel à la vapeur. Calomélas.

C'est un altérant, un althelmintique, un dépuratif selon les doses et les circonstances ; il a diverses propriétés. On l'emploie aussi en collyres secs dans les taches de la cornée, dans l'angine pelliculeuse ; à l'extérieur, il entre dans des pommades. Dose, 1 à 5 gram. comme altérant, antisyphilitique ; 1 décig. à 1 gram. comme purgatif. On le fait prendre dans du miel, des pruneaux ou des confitures.

Mercure cru. — Argent vif. — Vif-argent.

Il sert à faire l'onguent mercuriel double, l'onguent gris ou pommade mercurielle ; c'est le spécifique des maladies ou plutôt des affections syphilitiques.

Morphine.

C'est le principe actif de l'opium ; elle est employée comme calmante ; elle est moins active que les sels, qui lui sont préférés. Dose, 1 à 10 centig.

Musc.

Le musc est un antispasmodique, souvent employé dans les fièvres typhoïdes, dans la coqueluche, l'hystérie, les convulsions, les névroses. On l'administre en potion, en pilules, en lavements. Dose, de 4 à 5 gram.

Muscades. — Noix muscades.

Elles servent à aromatiser certaines préparations.

Myrrhe.

Excitant, tonique, emménagogue ; elle entre dans certaines préparations. Dose, 50 centig. à 2 gram.

Miels médicinaux. — Miellites. — Hydromellés.

Ce sont des médicaments liquides, formés par une solution concentrée de miel, dans un liquide aqueux. Ceux qui ont le vinaigre pour excipient prennent le nom d'oxymellites ou d'oxymels.

Mousse de Corse. — Coralline de Corse.

S'emploie pour détruire les vers, à la dose de 4 à 8

gram. pour les enfants de 2 à 10 ans, et 8 à 32 pour les plus âgés. On en fait bouillir une dose dans un demi-verre d'eau, on passe, et l'on boit avec un peu de lait pour en masquer la saveur.

Nitrate de potasse. — Sel de nitre. — Salpêtre.

A haute dose, poison ; à petite dose, c'est le diurétique par excellence et le plus employé ; c'est aussi un tempérant, un fondant. Dose, 5 centig. à 2 gram. dans des boissons ; comme diurétique dans de la tisane de chiendent ou de graine de lin très-légère.

Nitrate d'argent cristallisé. — Azotate d'argent cristallisé.

Il est employé fréquemment comme cathérétique, antiphlogistique, en injections, en collyres, en solutés concentrés, etc.

La solution d'azotate d'argent a été employée avec succès à l'état pulvérisé, à l'aide d'un appareil pulvérisateur, contre l'aphonie ; en lavement contre la dyssenterie. — 5 à 10 centigrammes pour les enfants ; — 25 à 30 centigrammes pour adultes, dans 125 d'eau.

A l'intérieur, le nitrate d'argent a été employé comme tonique, antispasmodique, hydragogue. Il a été fortement recommandé sous forme pilulaire contre l'épilepsie, la chorée ; mais l'usage prolongé qu'il faut en faire [occasionnant une teinte générale ardoisée à la peau, on y a renoncé. Dose, 1 à 10 centigrammes à l'intérieur.

Azotate d'argent fondu. — Pierre infernale.

L'usage externe du nitrate d'argent est des plus impor-
tants, c'est le cathérétique le plus employé, le caustique
par excellence ; on s'en sert pour réprimer les chairs fongueuses sur lesquelles son action est très-vive ; pour toucher la surface des plaies de mauvaise nature, les boutons
varioliques (*méthode ectrotique*), arrêter les érysipèles,
pour hâter la cicatrisation des trajets fistuleux, des chancres indolents, dans le croup.

Oliban encens. — Encens mâle.

L'encens est employé comme fumigatoire dans le rhumatisme, et il entre dans diverses préparations pharmaceutiques ; mais surtout il est employé à brûler sur les
autels. Cet usage prend sa source dans le judaïsme,
parce que son odeur servait à masquer l'odeur désagréable produite par la combustion des animaux offerts en
holocauste, et aussi elle procure une sensation qui dispose
aux idées grandes et religieuses.

Opium. — Opium brut. — Opium cru.

Il est considéré comme le sédatif par excellence du
système nerveux. Aussi l'emploie-t-on toutes les fois que
les malades sont en proie à de vives douleurs, à l'insomnie, à une excitabilité générale. Indépendamment des
propriétés précieuses dont il jouit par lui-même, il en a
une dont la thérapeutique tire de grands avantages : c'est
celle qu'il a de ce qu'étant associé à des médicaments

énergiques, tels que le bichlorure de mercure (*sublimé corrosif*), les cantharides, l'émétique, le sulfate de quinine, etc., de les faire supporter par les estomacs les plus susceptibles. Il revêt toutes les formes pharmaceutiques; mais les plus employées sont la poudre : dose, 5 à 10 centigrammes ; — l'extrait, 1 à 5 centigrammes ; — le sirop, 5 à 30 grammmes ; — la teinture, 5 à 20 gouttes.

Onguent citrin.

Son unique emploi est pour les maladies de la peau, principalement pour la gale, à la dose de 8 grammes par friction. Il faut éviter d'en mettre aux articulations, au creux de l'estomac, et en user modérément, parce qu'il porte à la salivation, comme toutes les préparations mercurielles. Une tablette peut servir à 4 ou 5 frictions.

La pommade antipsorique que nous préparons convient mieux; elle n'a pas tous ces inconvénients.

Onguent de la Mère.

C'est un bon maturatif ; il pousse à la suppuration appliqué sur les boutons, les clous, les abcès ; il les dessèche, après la suppuration : on fera bien d'aider son action maturative par des cataplasmes émollients. On l'applique étendu sur du linge.

Onguent mercuriel. — Onguent mercuriel double.

Résolutif antisyphilitique héroïque et des plus employés ; dose, 1 à 5 grammes en frictions.

Mêlé à trois parties d'axonge, il porte le nom d'onguent gris, ou d'onguent napolitain, et sert à faire périr les insectes qui s'attachent au corps : on en frotte les endroits affligés.

Onguent populéum. — Pommade populéum.

C'est un très-bon calmant, très-employé contre les hémorrhoïdes et sur les ulcères douloureux.

Onguent styrax.

C'est un des meilleurs stimulants des ulcères indolents ; il les résout soit en activant la suppuration ou en la purifiant. On l'applique étendu sur un linge.

Orge perlée.

C'est un émollient rafraîchissant, très-employé : on en fait bouillir une forte cuillerée dans un litre d'eau jusqu'à ce qu'elle soit crevée ; on sucre avec du miel ou du sirop de gomme. L'eau d'orge se boit à volonté.

Oxyde d'antimoine. — Fleurs argentines d'antimoine.

Emétique, sudorifique conseillé dans la coqueluche : dose, 20 centigrammes. — Il est vénéneux.

Oxyde de calcium. — Chaux vive.

Elle sert comme antirhumatismale et antipsorique, antidartreuse ; elle sert à faire une eau de chaux qui est souvent employée, soit à l'intérieur, soit à l'extérieur.

Oxyde de fer noir. — Ethiops martial. — Safran de Mars de Lémery.

Tonique, emménagogue et anthelmintique, dans lequel les praticiens ont beaucoup de confiance. Dose de 50 centigrammes à 1 gramme.

Oxyde de Manganèse. — Savon de Verriers. — Magnésie noire.

A l'intérieur, il passe pour antichlorotique ; il a été en outre employé contre les fièvres inflammatoires, la diarrhée atonique ; à l'extérieur, il l'a été comme dessiccatif contre les dartres, la teigne, la gale.

Oxymel scillitique.

Médicament diurétique excitant, agit principalement sur les reins, augmente les urines, convient dans les hydropisies et dans tous les cas où il y a des parties enflées ; il est bon dans les rhumes, catarrhes, pour faciliter l'expectoration ; on en donne par demi-cuillerée à café aux enfants, et de 1 à 3 cuillerées par jour aux grandes personnes.

Le sirop des 5 racines, les pilules ammoniacales du docteur Lelarge, conviennent très-bien dans le même cas. Une tisane de queues de cerises en facilite l'effet.

Patience.

La décoction de cette racine excite l'action de la peau : elle est dépurative et se prescrit dans les affections dartreuses.

Pavots.

La décoction sert en lavement ou en lotion comme calmant ; pour cela, on fait bouillir une tête de pavot ou deux, sans les graines, pendant dix minutes, dans un litre d'eau, et l'on emploie cette eau pour l'usage.

Phosphore.

Excitant et aphrodisiaque par son activité. On l'emploie surtout à l'extérieur, en frictions, sous forme de liniments ou de pommade, dans les rhumatismes, les paralysies.

Pommade épispastique.

Elle sert à panser les vésicatoires. On l'étale sur une feuille de lierre ou de bette : il ne faut pas l'employer pour les trois ou quatre premiers pansements ; on se sert d'axonge, de beurre frais ou de crème de lait.

Pommade rosat.

Elle est très-usitée pour les gerçures, particulièrement pour celles des lèvres, les petits maux de nez, etc. On l'étend tout simplement sur la partie où est le mal, deux ou trois fois par jour.

Potasse. — Caustique.

Elle sert à faire la poudre de Vienne.

Potasse du commerce. — Potasse impure.

La potasse du commerce est assez souvent employée en bains, pédiluves, lotions.

Pastilles. — Tablettes. — Saccharolés solides.

Médicaments internes officinaux ou magistraux, composés de sucre uni à des matières médicamenteuses.

Précipité rouge. — Deutoxyde de Mercure.

Il s'emploie à l'extérieur pour les dartres, la teigne, la gale ; pour les ulcères vénériens. On en fait une pommade que l'on emploie en frictions.

Pommades. — Liparolés.

Médicaments externes d'une consistance molle.

Quinquina.

Médicament le plus efficace pour combattre les fièvres. C'est de lui qu'on obtient le sulfate de quinine, souvent employé à la dose de 5 centigrammes à 5 décigrammes et plus dans les fièvres périodiques.

Dans les fièvres intermittentes, à la dose de 10 à 20 décigrammes, et souvent répété avant l'accès, il réussit très-bien.

Sulfate de quinine. — Quinine.

Reconnu très-efficace dans les fièvres intermittentes, pernicieuses ; c'est le spécifique de toutes les maladies périodiques à courtes périodes en général. C'est aussi un tonique puissant. Dose, depuis 5 centigrammes jusqu'à 4 grammes. Quelquefois il est nécessaire de l'associer à l'opium pour en obtenir la tolérance. On l'administre sous la forme de poudre, de pilules, de potion, de lavement.

Réglisse.

On l'emploie en racine pour sucrer différentes tisanes. Infusée dans l'eau, elle fait une boisson saine qui désaltère (*c'est le coco de Paris*). Son extrait, appelé suc ou jus de réglisse, s'emploie contre la toux.

Rhubarbe.

Purgatif très-doux qui convient aux enfants, à la dose de 2 à 4 décigrammes dans un peu de confitures. — 4 grammes, enveloppés dans un peu de linge et plongés dans un litre d'eau, produisent une liqueur jaune qui, prise en mangeant avec un peu de vin, fortifie l'estomac et donne de l'appétit. — En poudre, à la dose de 6 à 20 décigrammes, prise entre deux soupes, elle purge quelquefois. — Le sirop de rhubarbe à la dose de 16 grammes, sert à purger les enfants nouveau-nés avec partie égale d'huile d'amandes douces ; il calme les tranchées.

Riz.

Il sert comme émollient. L'eau de riz se prépare avec une cuillerée de riz qu'on fait bouillir dans un litre d'eau jusqu'à ce qu'il soit crevé; elle convient dans les inflammations, les diarrhées. — Le riz est aussi une bonne nourriture.

Saponaire.

Très-commune dans les endroits un peu humides. La décoction des feuilles et des racines s'emploie comme sudorifique et dépuratif.

Savon médicinal. — Savon Amygdalin.

Fondant et diurétique à l'intérieur; fondant et maturatif à l'extérieur, souvent employé en pilules ou dans des liniments; dose, 3 à 5 décigrammes. — C'est un bon excipient pour donner la consistance pilulaire convenable à l'extrait de coloquinte à l'aloès, à la gomme-gutte, etc.

Scammonée.

Purgatif drastique très-employé par les Arabes. On l'emploie encore assez souvent à la dose de 10 à 80 centigrammes, en pilules ou émulsionnée avec du lait; elle ntre dans la poudre cornachine.

Scille. — Ognon marin. — Scilla maritima.

C'est un des plus puissants diurétiques que l'on connaisse ; c'est aussi un incisif très-employé dans les hydropisies, les catarrhes chroniques ; dose de la poudre, 1 à 6 décigrammes. — On l'associe au calomel, à la digitale, etc.

Seigle ergoté. — Ergot. — Seigle noir. Blé cornu.

Le seigle ergoté est un poison assez énergique ; mais il n'agit qu'autant qu'il est sain et qu'il a été récolté au point de maturité convenable. On l'emploie à différents titres, on s'en sert aujourd'hui pour combattre les pertes séminales, la leucorrhée, la paralysie, etc. Dans ces derniers temps, on lui a reconnu une propriété hémostatique très-prononcée. On ne prépare sa poudre qu'au besoin, car elle s'altère promptement ; et pour l'obtenir, on mêle à l'ergot le double de son poids de sucre, ne pouvant se pulvériser seul. (L'ergotine est son extrait préparée.) Dose de la poudre, 6 décigrammes à 2 grammes, délayée dans l'eau sucrée ou dans du vin blanc.

Sulfate de potasse. — Sel duobus.

Apéritif, purgatif peu employé aujourd'hui, si ce n'est chez les nourrices qui vont sevrer. À la dose de 4 à 8 grammes dans un litre de tisane appropriée.

Sel d'Epsom. — Sel de Sedlitz. — Sulfate de Magnésie.

Purgatif très-employé, à la dose de 15 à 60 grammes. — Il fait la base de l'eau de sedlitz artificielle.

Semen contra. — Barbotine. — Semence sainte.

Vermifuge fréquemment employé chez les enfants. On l'administre entier ou en poudre, à la dose de 1 à 2 grammes, que l'on fait prendre dans des confitures ou des pruneaux, on le fait aussi infuser (pp. 10 grammes, pour 1,000 d'eau).

Sené.

On distingue dans le commerce plusieurs sortes de sené ; le plus estimé et le meilleur est celui de la paltho ; c'est un purgatif énergique et très-employé ; la décoction lui fait perdre de ses propriétés. C'est donc en infusion qu'on l'emploie. Dose, 10 à 20 grammes, comme purgatif; on l'associe, le plus souvent, à la manne, au sulfate de soude (*Voyez Médecine noire*).

Sirop Antiscorbutique.

Son nom indique ses propriétés. Il convient surtout aux enfants ; il est dépuratif, stimulant, leur donne de l'appétit, purifie le sang, les humeurs, chasse la gourme et l'empêche de rentrer. Très-bon pour les enfants qui ont mal aux yeux, et les préserve souvent d'un vésicatoire. On leur en donne une cuillerée le matin à jeun.

Sirop contre la toux.

Ce sirop convient principalement dans les rhumes, catarrhes, les oppressions de poitrine.

On en prend 3 à 4 cuillerées par jour, pur ou dans une infusion. Les enfants le prennent pur par cuillerée à café ; il réussit très-bien dans la coqueluche.

Sel d'Oseille.

Ce sel est extrait de l'oseille et de l'alleluia ; astringent, rafraîchissant ; poison à haute dose inusité en pharmacie ; usité dans l'économie domestique, pour détacher.

Soufre lavé.

Le soufre est un excitant qui, suivant la dose et surtout les sujets, agit comme stimulant, expectorant, diaphorétique, purgatif. C'est un des agents les plus précieux et les plus puissants de la matière médicale. Aussi est-il employé sous un grand nombre de formes, telles que pommades, pastilles et pilules. Mais c'est surtout dans les maladies de la peau qu'il joue un rôle actif, c'est le remède le plus assuré de la gale : on peut l'associer au sucre, au miel, à la crème de tartre. Dose : 5 à 10 décig., comme stimulant ; 4 à 8 gram. comme purgatif.

Strychnine.

C'est un des poisons les plus énergiques que l'on connaisse. C'est le type des médicaments tétaniques. On l'emploie contre l'amaurose, l'épilepsie ; le plus souvent on l'administre par la méthode endermique ou en pilules. Dose : 5 à 25 milligrammes par jour.

Styrax liquide.

Il est la base de l'onguent styrax, qui est un fondant des plus employés.

Succin.

En médecine, on l'emploie comme excitant et antispasmodique, en fumigation.

Sulfate d'Alumine. — Alun de Roche. — Alun.— Sulfate d'alumine et de potasse.

On l'emploie en médecine comme astringent dans les hémorrhagies passives, les flux atoniques, les diarrhées. A la dose de 2 à 12 gram. par jour, dans un julep gommeux. Il a été administré avec succès dans la colique métallique. Dans les autres cas, à l'intérieur, on l'administre sous forme de pilules. Dose de la poudre : 1 à 3 décigr. ; à l'extérieur, en collyre, en gargarismes, en injections ; sa poudre est insufflée dans l'arrière-gorge et même dans le larynx, l'angine couenneuse ; on l'applique aussi sur les aphthes.

Sulfate de Soude. — Sel de Glaubert.

C'est un purgatif d'un effet certain et très-employé ; on l'associe souvent à la manne, au séné. Dose : depuis 15 gram. jusqu'à 60.

Sulfite sulfurède de Soude. — Hyposulfite de Soude.

On l'emploie dans toutes les maladies de la peau, comme sudorifique, fondant. Dose, 1 à 5 gram. A hautes doses il est purgatif : 30 gram.

On en fait un sirop.

Sulfate de zinc. — Vitriol blanc. — Couperose blanche.

Astringent rarement employé à l'intérieur ; il sert à l'extérieur en collyre, lotion, injection. Dose en collyre : 10 à 50 centig. pour 100 d'eau ; en lotion et injection 25 centig. à 2 gram. pour la même quantité d'eau.

Sulfate de cuivre. — Vitriol bleu. — Vitriol de Chypre.

Il est employé à l'extérieur comme léger cathérétique dans les cas d'aphthes et même de chancres. Avec un morceau de cette pierre, on touche la partie qui en a besoin ; il est alors regardé comme caustique. Il est très-vénéneux.

Sulfate de fer. — Vitriol vert. — Couperose verte.

Le sulfate de fer est un excellent astringent, dont on obtient de bons résultats, lorsqu'il est employé convenablement, dans les hémorrhagies scorbutiques, la chlorose, le diabète, les fièvres intermittentes, les maladies de cœur, la phthisie. A l'extérieur, on l'emploie en injections, lotions, collyres, etc., contre les hémorrhagies, les écoulements muqueux, les ulcères rebelles. Dose à l'intérieur : 5 à 30 centigrammes et plus, progressivement.

Sulfure de Calcium. — Foie de soufre. Calcaire.

Il n'est usité que très-rarement. On l'emploie à la dose de 120 gram. en bains pour les dartres ; on l'associe à la colle de Flandre, mais on lui préfère le foie de soufre sec.

Sublimé corrosif. — Deutochlorure de Mercure.

C'est un poison des plus énergiques ; c'est l'antisyphilitique par excellence, mais qui demande beaucoup de circonspection dans son emploi ; bien différent du calomel, il est très-soluble dans l'eau, plus encore dans l'alcool et l'éther. Dose de 3 à 50 millig. en pilules ou en solutés.

Sous-nitrate de Bismuth. — Blanc de fer.

Ce sel est fréquemment employé pour combattre la gastralgie et la diarrhée. Dose, 2 à 5 gram.

Sparadrap.

Il convient pour rapprocher les lèvres d'une plaie récente faite par un instrument tranchant, pour dissoudre les clous et boutons enflammés. Il s'emploie et remplace le diachylon gommé pour résoudre les tumeurs amenées à la suppuration.

Tamarin.

C'est un laxatif doux que l'on emploie en tisane : 50 gram. pour 1 litre d'eau. On extrait la pulpe, qui est beaucoup plus employée que le tamarin lui-même. Dose, 10 à 50 gram.

Tannin. — Acide tannique.

Il existe à peu près dans toutes les substances végétales astringentes. Son nom lui vient de ce qu'il est l'agent de tannage des peaux d'animaux.

Le tannin des pharmaciens est obtenu de la noix de galle. Le tannin est le type des astringents végétaux ; il agit sur nos organes à la manière tonique : son action astringente est très-puissante. Son emploi se répand de plus en plus dans la pratique médicale. On l'emploie en pilules, en potions, ou en lavements dans les hémorrhagies, les diarrhées ; en injections contre les leucorrhées, les blennorrhées ; en pommade contre la chute des cheveux. On l'a vanté aussi dans les fièvres d'accès et contre l'anasarque albumineuse (Garnier). Il est employé comme contre-poison de beaucoup d'alcaloïdes et, en particulier, de l'opium et de la strychnine.

Dose à l'intérieur, 10 cent. à 1 gram. et plus. A l'extérieur, 20 centig. à 4 gram. en lotions, injections, pommades.

Incompatibles. — Eviter de l'associer aux alcalis organiques ou à leurs sels ; aux sels métalliques, à ceux de fer et d'antimoine surtout, ainsi qu'à l'albumine, à la gélatine, aux émulsions.

Taffetas d'Angleterre.

Il est utile dans les petites coupures, égratignures ou écorchures par la propriété qu'il a d'adhérer facilement à la peau : il suffit de l'humecter un peu.

Thériaque.

C'est un bon cordial, stomachique, sudorifique ; elle tue les vers, elle calme et provoque le sommeil. On la prend

délayée dans du vin sucré ou de l'eau, ou dans une cuillerée de soupe, à la dose de 1 à 8 gram. On l'applique
aussi quelquefois sous forme d'emplâtre, au creux de l'estomac, dans certaines irritations de cet organe.

Térébenthine.

Il y a plusieurs sortes de térébenthines ; mais la plus
usitée en pharmacie est celle de Strasbourg. Les térébenthines font, depuis longtemps, partie de la matière médicale. Ce sont des excitants très-énergiques, très-utiles
dans les catarrhes chroniques des poumons, et aussi dans
les catarrhes de la vessie. A l'extérieur, elles sont aussi
employées contre les rhumatismes musculaires.

Teinture d'Absinthe.

Cette teinture ainsi que la plante est stomachique, vermifuge et emménagogue. On l'emploie à la dose de quelques gouttes dans l'eau sucrée. On en prépare un vin avec
40 ou 45 gram. par litre. Il se prend par petits verres
aux repas. Très-utile à la suite des fièvres ou maladies longues ; dans la convalescence, l'atonie du système digestif,
le scorbut, etc.

Teinture de digitale pourprée.

Elle est employée pour ralentir la circulation dans les
palpitations , les affections scrofuleuses et certaines
hydropisies. On en prend d'abord 5 à 10 gouttes, mais on
peut graduellement l'élever jusqu'à cent gouttes, toujours
dans la tisane ou l'eau sucrée, et jamais pure. Elle con-

vient encore dans certaines infiltrations ou hydropisies; on frictions, seule ou mêlée à une liqueur aromatique quelconque.

Teinture d'assa-fœtida.

Excellent antispasmodique dans les maladies des femmes, les vomissements et les coliques nerveuses ; elle provoque les menstrues, est vermifuge et antiseptique. La dose est de 12 à 36 gouttes, dans une potion de 125 grammes d'eau.

Teinture d'Aloës.

Cette teinture est vermifuge, tonique et emménagogue. Elle excite les hémorroïdes ; on s'en sert dans la jaunisse, quand il y a faiblesse générale. Sa dose est de 6 à 40 gouttes.

Teinture de Castoréum.

Elle se prend dans les mêmes cas et aux mêmes doses que celle d'assa-fœtida.

Teinture de Gayac.

Bon antiscorbutique, servant surtout à la propreté de la bouche, mêlé à l'esprit de cochléaria ou à la teinture de quinquina.

Teinture de Mars tartarisé.

Elle jouit des mêmes vertus que la boule de Nancy. On

en met 8 grammes sur 15 grammes d'eau, par demi-bouteille de vin blanc pour faire le vin chalibé.

Teinture de Myrrhe.

Bon tonique et stomachique. Il convient pour arrêter les flueurs blanches. À la dose de 30 à 60 gouttes, dans une potion de 125 grammes.

Teinture de Safran.

Elle se prend à la dose de 8 à 24 gouttes dans une potion ou un peu de vin, dans les mêmes cas que le safran en poudre.

Teinture de Scille.

La teinture de scille convient pour l'asthme ; elle aide la sortie des glaires. On en prend 18 à 40 gouttes dans une potion de 125 grammes.

Turbith végétal.

Purgatif drastique peu usité ; il entre dans quelques teintures purgatives composées.

Valérianate de zinc.

C'est un antipasmodique pur qui agit directement sur le système nerveux ; il convient dans la migraine, les névralgies faciales. La dose est de 1 décigramme par jour, en poudre et surtout en pilules, pendant ou après l'accès.

Vins médicinaux. — OEnolès.

Les vins médicinaux sont des médicaments officinaux qui résultent de l'action dissolvante du vin sur une ou plusieurs substances médicamenteuses, par le moyen d'une macération plus ou moins prolongée.

Vinaigres médicinaux. — Oxéolès.

Les vinaigres médicinaux sont des médicaments chargés des principes médicamenteux d'une ou de plusieurs substances par le moyen d'une macération plus ou moins prolongée.

Vinaigre des quatre-voleurs.

Ce vinaigre est un excellent antipestilentiel. Il convient pour se préserver de la contagion; on s'en sert pour se frotter les mains, le visage ; on le fait respirer aux personnes évanouies.

TABLE DES MATIÈRES

B

C

D

E

F

G

H

I

J

K

L

M

N

O

P

Q

R

S

T

V

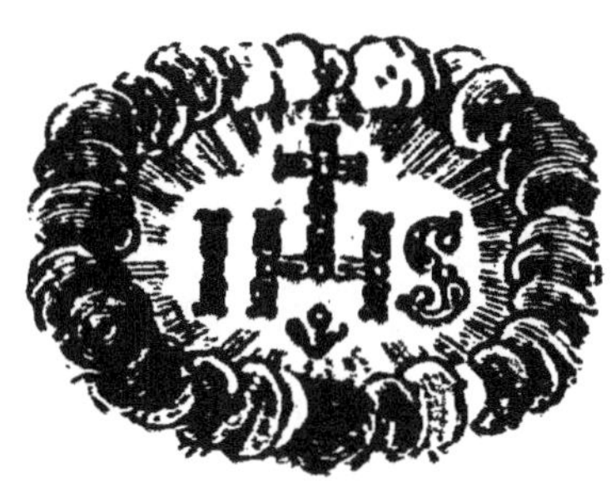

C'est le Seigneur qui blesse et qui guérit (Osée, 6, 2,).
Tout remède salutaire vient de Dieu. Eccl. 38, 2).

La mémoire des malheureux qu'on a soulagés est un plaisir qui renait sans cesse.

JÉSUS, MARIE, JOSEPH,
Assistez-nous maintenant et à l'heure de notre mort.
Ainsi soit-il.

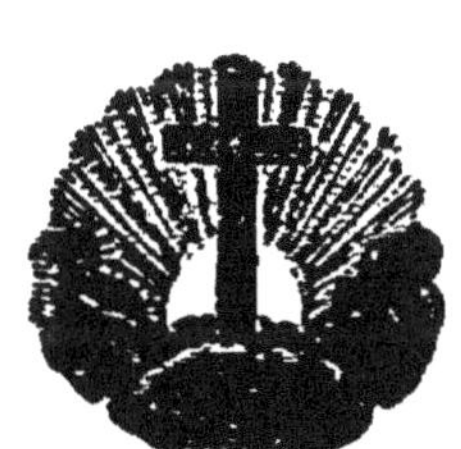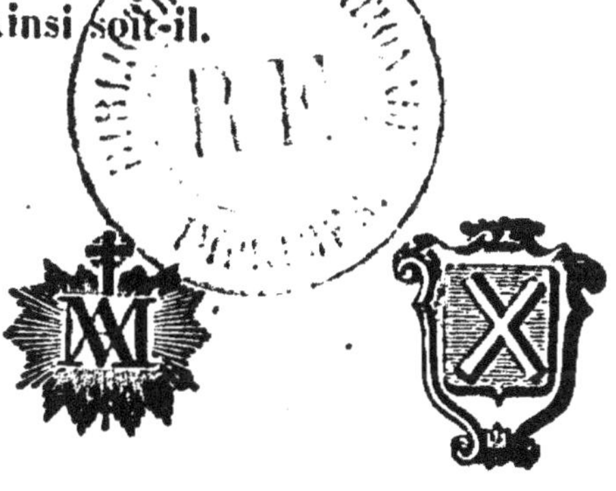